認知症 *plus*

終末期ケアとACP

10の事例から考える
「その人らしい」最期の支え方

編集

山川みやえ
繁信和恵
長瀬亜岐
竹屋 泰

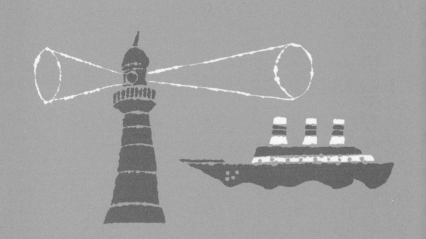

日本看護協会出版会

はじめに

　認知症の終末期はいつからだろうか。全国病院協会では「治療効果が期待できず予測される死への対応が必要となった期間」としている。がんであれば余命6カ月になったときだといわれているが、これはあくまで医療者の側からみた定義のように思える。患者、そして患者を支える家族からすれば終末期というものは、時期に関係なくやがて来る死というものを各々が意識したときから始まるのかもしれないし、病気の経過の中でだんだん会話が難しくなったり、ついに食べることができなくなって初めて実感するものなのかもしれない。

　「時間がない」

　これは、いろいろな認知症当事者に話を聴く中で、何人かの家族が口にした言葉である。「診断の告知を受けたとき夫婦で散々泣きました。そして、こうやって話したり笑い合ったり、ごはんを一緒に食べたり、家で過ごしたりできる時間が限られていることがわかりました。だからそんな時間を大切にしたいんです」と、ある人は話してくれた。誰もが大切にするそうした時間がいつ終わりを迎えるのか、はっきりと知る者はいない。しかも病気の進行とともにさまざまな症状や問題が生じてくる認知症という病気になってしまったとわかれば、私たちはそれまで以上に、生きることや日々の暮らしについて強く意識するのではないか。

　本書は前提として終末期の始まりを「認知症疾患の診断がついたときから」としている。しかし、いきなり患者に「胃ろうをつくりますか?」「気管切開をしますか?」「看取りは家がいいですか? 無理ならどうしますか?」なんて聞いたりしようというわけではない。終末期＝死に直結する課題というよりは、むしろ今現在、これからその人はどのように暮らしていきたいのか、本書の執筆者たちは皆まずそこに注目する。どのように死を迎えるかという問いの答えは、それまでの人生の延長線上にある。病気のために期せずして思い描いていた生活の継続が難しくなってしまったとき、人は「どう死にたいか」ではなく、まず先に「どうやって生きていこうか」と考えるものである。ケアを提供する私たちが担うのは、それを支援することではないだろうか。

　本書では看護師だけではなく、医師や介護職などさまざまな専門職が一人ひとりの当事者の生活を大事にするためのヒントを教えてくれている。認知症の人を支え続けるには多職種が協働していかなければ何も始まらない。各々がどのように本人と家族の想いをくみ、自身の具体的な実践につなげているかを知ったうえで、看護ができることを想像してほしい。本書の第2章で紹介する

10の事例では、病院・在宅・施設などさまざまな場面で本人と家族のサポートに奮闘するケア提供者たちが描かれている。それらは、本人と家族に残されている「時間がない」とわかった時点で看護はどうあるべきかをすべての看護職に意識してもらえるように、多職種で実施したオンライン・ディスカッションの記録である。

　取り上げた事例のほぼすべてが、比較的若い年齢で認知症を発症してしまった人たちである。まだ死を意識することのない生活の中で、少しずつ不便を覚え始めて認知症疾患の診断を告知された人が、その後どのような経過を経ていくのかを知ってほしい。病院で患者や家族にかかわる看護職も、目の前にいる当事者たちがたどってきた人生と病気の経過の中で、どのような看護アセスメントやスキルが必要とされているのかを想像してほしい。そして本書に記されている人々の物語の行間には、さらにどのような身体面、精神面、社会面の変化があったのかをぜひ考えてほしい。

　それぞれの読者が認知症のある人とかかわるとき、やり直しのきかない時間を大切に過ごそうと生きる人々の生活を少しでも自信をもって支えられるよう、本書がその一助になれば幸いである。

2021年12月　編者一同

目　次

はじめに ——————————————————————— 編者一同　ii

執筆者一覧 ————————————————————————— vi

第1章　認知症の終末期ケアをどう考えるか

① 「その人らしさ」を支えるということ
なぜ認知症の診断時から終末期ケアが必要なのか ——————— 繁信 和恵　2

② 認知症をもつ人の ACP
本当の想いを引き出してくれる「もしバナゲーム™」
———————————————— 臼井 啓子・上村 久美子・礒野 由紀子　8

③ 日々の対話で形づくられる意思決定支援
「小さな選択」の連なりの先に ——————————————— 柏木 一恵　14

④ 予測しなかった状況で選択を迫られる家族
その人にとっていつが「終末期」なのか ———————————— 山川 みやえ　20

第2章　「診断から最期まで」を支えるチームケア

case 01　家族は胃ろうはつくらないと決めていたが、予想していた時期よりずっと早くその決断を迫られた。————— 28

case 02　本人は望まなかったが、幼い子に少しでも長く父親の姿を見せたいと、妻が胃ろうを選択した。————— 33

case 03　「食べること」にこだわる本人は、施設で最期を迎えたいだろう、と考える妻の希望を叶えた。————— 39

case 04　本人は最期を自宅で迎えたかったが、経過の中で気持ちが揺らいでいった娘をチームで支えた。————— 44

case 05　献身的な夫の介護のもと、レビー小体型認知症が緩徐に進行する中で、末期大腸がんが判明した。————— 50

case 06　意味性認知症で主介護者は高齢の母親。激しい精神症状から長期の精神科入院を経て施設で看取った。————— 55

case 07　妻が在宅を希望し、胃ろう造設後に施設へ入所。身体症状で入退院を繰り返しつつ施設で看取った。————— 61

case 08 精神科の認知症病棟に入院していたが、本人の希望に
沿った終末期ケアが行えた。——————— 67

case 09 末期の前立腺がんが判明するが、アルツハイマー病初期
のグループ活動の思い出が精神的安定に。——————— 73

case 10 若年性アルツハイマー病が徐々に進行していく中で、
突然の出血性梗塞で終末期に至った。——————— 79

第3章　認知症の終末期ケアをめぐるさまざまな困難

① **終末期における医療の選択**
事前に話し合ったことをどう活かすか ——————— 太田 俊輔　86

② **介護保険制度をめぐる課題**
財源、担い手、孤立する当事者 ——————— 中辻 朋博　93

③ **終末期における身体管理**
摂食嚥下・呼吸・排泄・疼痛・褥瘡・緊急時 ——————— 竹屋 泰　98

④ **認知症患者が、がんで終末期を迎えるとき**
穏やかなエンディングをみんなで ——————— 川邉 綾香・川邉 正和　105

⑤ **医療処置に限界のある施設でのケア**
その人の人生の価値観を尊重する ——————— 田中 綾　112

⑥ **インフォームド・コンセント後のフォロー**
「〜はできない」と言われた認知症の人をどうケアするか——— 吉田 みのり　120

⑦ **自宅と病院、最期をどこで迎えるか**
それぞれの理想と困難 ——————— 土田 京子　128

コラム　コロナ病棟における認知症高齢者のケア
新型コロナウイルス感染症に教えられた看護の原点への回帰
——————— 長瀬 亜岐　134

執筆者一覧

編集・執筆

山川 みやえ　　大阪大学大学院医学系研究科 保健学専攻老年看護学 准教授
繁信 和恵　　　公益財団法人 浅香山病院 認知症疾患医療センター長
長瀬 亜岐　　　日本生命済生会 日本生命病院 診療看護師
竹屋 泰　　　　大阪大学大学院医学系研究科 保健学専攻老年看護学 教授

執筆（執筆順）

臼井 啓子　　　合同会社 オフィスK 代表 看護師／主任介護支援専門員
上村 久美子　　医療法人橘会 万年青在宅事業部 統括管理者／看護師／主任介護支援専門員
礒野 由紀子　　合同会社 Link Heart 代表／看護師
柏木 一恵　　　公益財団法人 浅香山病院 精神保健福祉士／前日本精神保健福祉士協会 会長
三好 豊子　　　公益財団法人 浅香山病院 認知症看護認定看護師
山本 朝美　　　公益財団法人 浅香山病院 認知症看護認定看護師
稲田 敬子　　　公益財団法人 浅香山病院 認知症ケア専門士
平井 敬子　　　在宅サービスコープヘルパーステーション堺東 居宅介護支援 介護支援専門員／介護福祉士
高橋 伸平　　　社会福祉法人ジー・ケー社会貢献会 特別養護老人ホーム グルメ杵屋社会貢献の家 看護師
太田 俊輔　　　医療法人 太田医院 院長
中辻 朋博　　　公益社団法人 大阪介護支援専門員協会 事務局長
川邉 綾香　　　医療法人綾正会 かわべクリニック 看護師
川邉 正和　　　医療法人綾正会 かわべクリニック 院長
田中 綾　　　　社会福祉法人ジー・ケー社会貢献会 特別養護老人ホーム グルメ杵屋社会貢献の家 施設長
吉田 みのり　　医療法人協和会 千里中央病院 認知症看護認定看護師
土田 京子　　　公益財団法人 浅香山病院 看護副部長／ひまわり訪問看護ステーション 所長

第1章　認知症の終末期ケアをどう考えるか

「その人らしさ」を支えるということ
なぜ認知症の診断時から終末期ケアが必要なのか

公益財団法人 浅香山病院 認知症疾患医療センター長　**繁信 和恵**

はじめに

　「その人らしさを支える」という言葉は認知症のケアの場面で多用される
フレーズであるが、それを実践することは極めて難しい。そもそも「その人
らしさ」とはなんであろう。昨今、認知症を自分ごととして考えていこうと
いう風潮があるが、この「自分らしさ」でさえ他者に向けて明確に説明でき
る人は少ないのではないだろうか。

　人は皆同じように赤ちゃんとして生まれ、年を経るにつれてさまざまな個
人的経験を積み重ねながら人生を生きていく。そして認知症者の多くが該
当する高齢期に差し掛かるとそれぞれの差異が大きく表れる。それは身体
的な健康状態の個人差であり、心理・精神面での個人差であり、社会的・経
済的な個人差など極めて多彩だ。そうして築かれたその人ごとの経験や生
活、社会的背景などを理解したうえで、「その人らしさ」を他者が推測するこ
とは容易ではない。しかしだからといって、ケアにあたる者は「"その人ら
しさ"なんて、その人にしかわからない」と諦めるのではなく、難しいこと
を前提として常に理解しようとする姿勢、推測する姿勢は持ち続けなければ
ならない。

　「その人らしさ」を理解するためには、やはりその人とともに過ごす時間や
対話が必要である。だが認知症者が終末期にさしかかったときには会話や意
思表示が困難な状態にあることが多く、だからこそ認知症の初期、診断時か
ら終末期を見据えたかかわりが必要になるのである。

　診断時から長い経過を経て終末期に至るまでの間に、介護者の家族や周囲
の人、そしてケアにあたる支援者も変遷していくことが通常である。そんな

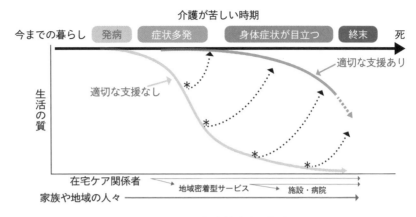

図1　認知症性疾患の経過

中でも診断時よりそれぞれの者が積み重ねてきた本人との会話や目にしたふるまい・行動から読みとれた「その人らしさ」を、次のケアの担い手に伝えていくことが非常に重要である。そうしたきめ細やかな引き継ぎの繰り返しによって初めて終末期であっても「その人らしさ」を支えることができるのではないだろうか。

　そのとき、本人、家族、支援者が書いた日記やメモ、ケアプランやケア記録、カルテといったものが大きな手がかりになる。看護記録はその最たるものである。

認知症の進行期に備えた、アドバンス・ケア・プランニング

　多くの認知症性疾患は、進行性の大脳変性疾患である。図1のように発見時は軽度認知障害の状態にあっても、経過とともに認知機能低下が徐々に進行し、10〜20年を経過して高度進行期に至り寿命を迎える。経過の中で、重篤な身体疾患を併発し寿命を迎えることもあり、そこで問題になるのが生活や介護、医療などさまざまな場面で本人の希望や意見が十分に確認できない状況が生じることである。

　本人の本当の意思を確認するにはどうすればよいかを考えるためのプロセス、アドバンス・ケア・プランニング（Advance Care Plannig：ACP）は、1994年に米国で最初に提唱された。日本では人生の最終段階における医療・ケアについて、本人が家族や医療・ケアチームらと繰り返し話し合う取り組みを意味し、厚生労働省も「人生会議」という愛称で普及をはかっている。

　ACPの最終目的は、本人の意思決定ができなくなったとき、医療やケアが可能な限り本人の意向に沿ったものに形づくられるようにすることである。

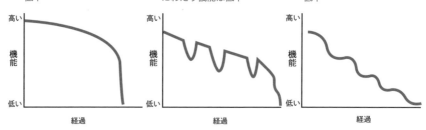

| がんなど：脂肪の数週間前まで機能は保たれ、以降急速に低下 | 心臓・呼吸器などの慢性疾患：時々重症化しながら、長期間にわたり機能は低下 | 認知症・老衰など：長い期間にわたって徐々に機能は低下 |

図2　疾患別に見た人生の最終段階の経過

本人・家族・医療者（主治医や看護師）・ケアにかかわる人々などが幾度も対話を重ねることや、あらかじめ代理決定者を決めてその人に参加してもらうことも重要である。

　例えば、人生の最終段階で意思表示ができなくなった患者さんのところに長年離れて暮らしていた家族が現れ、延命のための治療を強く希望し、日常のケアにあたっていた家族と意見が分かれるようなことが医療現場でもしばしば起こる。そうした事態を避けるためには、自分の意思を伝えられるうちに家族やパートナー、友人、主治医やケアスタッフと話し合いを繰り返し、本人の意思で代理決定者を決めておくことが望ましいが、認知症者の場合にはどのようなことに留意すべきだろうか。

　認知症の病気の進行には大きく3つのパターンが考えられる（図2）。①がんなどのように死亡の数週間前まで機能が保たれ、ある時期から急速に低下する場合、②慢性の心疾患や呼吸器疾患などのように低下と回復を繰り返しながら次第に低下していく場合、③アルツハイマー型認知症を代表とする多くの認知症のように回復することはほとんどなく長期にわたり徐々に低下していく場合である。

　認知症でも疾患の種類により終末期までに至る経過には違いがある（図3）が、共通する図2のような最終段階を踏まえれば、診断がついた時点でできるだけ早期から話し合いを重ね、代理決定者を考えておくことが望まれる。近年は診断技術の進歩によってかなり早期に鑑別ができるようになっているが、もし告知され病気や障害を受容できず絶望しているタイミングでACPをもちかければ、本人を追い詰めてしまい正当な治療を受ける権利を奪ってしまう可能性がある。

　したがって、認知症の診断後に本人や家族が自分たちに起きたことを徐々にでも受け入れ、治療者や支援者との関係が構築されていく中、できるだけ

● アルツハイマー型認知症
　・錐体外路症状の出現（身体が硬くなり動けなくなる）
　・誤嚥性肺炎の繰り返し

● レビー小体型認知症
　・パーキンソン症状の進行（身体が硬くなり動けなくなる）
　・誤嚥性肺炎の繰り返し

● 前頭側頭型認知症
　・緘黙状態
　・反射的な嚥下でしか食事を嚥下しなくなる
　・開口、嚥下をしなくなり、経口摂取が困難になる
　・脳の萎縮が強いほうと反対側の上肢・下肢の不全麻痺・拘縮

このような状態になったとき　どうしたいのか？

図 3　高度進行期の問題

早い時期に開始するのがよいだろう。また認知症の場合は特に、最終段階の延命措置についての意思決定以上に、認知機能低下が徐々に進行していく中で本人がどのように生き、生活し、どんな治療やケアを受けていきたいかを話し合っておくことが大切である。具体的に挙げるとするなら次のようなことだ。

①徐々に認知症が進行することを踏まえて、どこで、誰と、どう過ごしたいか？
②食事が口から食べられなくなったときどうしたいか（自然に看取るのか、胃ろうや鼻腔栄養などの経管栄養を行うのか、中心静脈栄養を行うのか、抹消点滴を行うのかなど）？
③がんなどの重篤な身体疾患にかかったとき、治療をどうしたいか？
④人生の最終段階での延命措置を希望するか？

　医療的な内容については、そのことを選択した場合としなかった場合にどのような経過をたどり、どのような生活になるかなど、本人が納得できるまで説明を受けたうえで話し合いが行われるべきである（表1）。本人の意思が確認できていない場合は推定意思を尊重し、家族・医療・ケアチームなどで最善の方針を慎重に判断することになる。しかしあくまでこれは理想的なACPの経過と言えるだろう。個人主義が浸透している欧米などでは、本人の意思を最優先するのは当然ととらえられているため、このような意思決定が馴染みやすい。しかし現在の日本で、高齢者のうちどれほどの人が周囲から「あなたがこうしたいと望むのだから、我々はその希望に従います」と言われて、素直に喜べるだろうか。

表1　治療の決断をする際に重要なこと

- 本人が現在またはこれまでに表明していた意思
- 患者本人が許容できるものかどうか
- 家族や支援者の意見
  ・単純に家族や支援者の意見をそのまま受け入れない
  ・家族や支援者の意見が患者本人の意見を代弁しているかの見極め
- 治療しない場合の影響
  ・症状はどうなるのか
  ・QOLや自立度、予後にどのような影響を与えるのか
- 治療した場合の影響
  ・入院治療の有無とその期間（環境の変化による影響）
  ・苦痛を伴う処置の有無
  ・治療によって何が得られるのか
  ・治療によって考えられる合併症とその影響
  ・治療の期間
  ・治療の費用、通院や入院の付き添いによる家族の負担
- 治療の効果
  ・治療が良い結果をもたらす見込みはどれくらいあるか
  ・良い結果とは何か
  ・治療の効果があった時に患者のQOLや自立度はどう改善するか、改善はどれくらい持続するか
  ・治療効果を高めるための環境が整っているか（例：手術後のリハビリを受けられるかどうか）
- もっと負担の少ない治療法はないか
  ・治療効果が低下しても侵襲の少ない治療法を選択したほうがQOLや自立度、予後が良いことも多い
- 予後
  ・患者の余命がどれくらいなのか
  ・治療がQOLに与える影響とその影響から回復するまでの時間、回復してから治療効果が持続するまでの時間について検討する
  ・治療をしても患者の健康状態が悪化すれば治療する意味がない
- 治療するリスクと治療しないことによるリスク
  ・治療を選択してもしなくても、そのメリットとリスクのバランスが取れているか見極める必要がある
- 法的な規制

「本人の意思」を引き出すことばかりに注力すると……

　例えば「自分の希望や意向を叶えることで、家族や支援者に負担を強いていないだろうか」と心配する人は決して少なくないだろう。それでかえってつらい気持ちになってしまうこともある。こうした文化的な背景は、地域性に加え世代や信条などさまざまな社会的要因が絡み合ったものであり、それらに十分配慮しながら、最期を迎えるまでの生活の仕方を一緒に考えていくことが実際には求められている。

　本人から「私はこうしたい」という明確な意思を引き出すことばかりに注

力するのではなく、むしろこれまで長年ともにケアしてきた家族や支援者に対し「後のことは家族に（支援者に）任せたよ」と安心して言えることがその人にとっての真の希望であるのかもしれない。そのような最期にも寄り添うような ACP のあり方が、私たちには必要なのではないだろうか。

認知症をもつ人のACP
本当の想いを引き出してくれる「もしバナゲーム™」

一般社団法人 iACP 公認もしバナマイスター　臼井 啓子・上村 久美子・礒野 由紀子

はじめに

　医療の現場ではACPという言葉を以前から耳にしていたが、最近はようやくケアマネジャーの研修でも聞かれるようになり、介護現場でも浸透しつつある言葉になってきたように感じている。しかし、誰もがその中身を理解しているかどうかについてはまだ疑問が残る（先日うかがった看護学校でさえ、誰一人ACPという言葉を知らず、いささかショックを覚えたが、そんなものなのかもしれない）。

　ここでは改めて「ACPとは何か」を論ずることはしない。なぜなら、私たちにもよくわからないからだ。もちろん一般論でなら話せるが、だからといってそれがすべてを理解したうえでの説明だとは決して言えないし、筆者（臼井）としては言葉の定義など実はどうでもいいと思っているところもあるのだ。自分たちにとって大事なことは「現場」で対峙する方の「想い」をいかにキャッチするかであり、理論は偉い諸先生方にお任せしておけばよいと考えている。

　この項で伝えたいことは、認知症をもつ人も自分の中にきちんと人生についての想いをもっていることであり、私たちは決して相手のことを「わかっていない」と軽んじてはいけないということ。そして私たちが実践している「もしバナゲーム™」というカードゲームを通して、その想いをキャッチできた（と思える）瞬間があったことを、一つの方法として紹介したい。

「もしバナゲーム™」とは

　「もしバナゲーム™」は、"治らない病気で余命6カ月と言われたときに、あなたは何を大切に考えますか?"という問いかけに対し、カードを使って自分の大切なことを確認していくゲームである。

　もともと米国で開発・実用化された『Go Wish Game™』をiACP[*1]がライセンス契約のもと翻訳・制作・出版しているもので、使用されるカードの数は36枚。うち1枚は「ワイルドカード」といい、他の35枚にはない自分だけの「大事なこと」を考えるためのカードである。そこには重病のときや死の間際に「大事なこと」として人々がよく口にする言葉が書いてある。図1は、「もしバナゲーム™」の中に同封されている説明書である。

　このカードには使い方がいろいろあって、一人でできる「ソリティア」、二人で行う「ペアーズ」、日本で一般社団法人iACP(アイ・エーシーピー)が独自に考えた「レクリエーションルール」のほかに、コロナ禍で対面でのワークショップが難しいことから浜松在住の「iACP公認もしバナマイスター」が考

＊1:亀田総合病院(千葉県)で緩和ケアや地域・在宅医療に取り組む医師らが立ち上げた一般社団法人。本項で紹介する「もしバナゲーム™」の普及を目指している。ゲームについてもっと知りたい、うまく活用したいという人のために「もしバナマイスタープログラム」などの活動を行っている。詳しくはiACPのホームページを参照。(https://www.i-acp.org)

「レクリエーションルール(ヨシダルール)」

1. 4人1組で、各プレイヤーに5枚ずつカードを配ります。次に場に5枚のカードを表向きに置きます。残りのカードは中央に積んでおき、積み札とします。

2. 各プレイヤーは、自分の順番が回ってきたら手札の中から不要なカードを1枚、場に置かれたカードと「必ず」交換します。1周した後に順番が回ってきた際に交換したいカードが場にあれば「交換」、なければ「パス」します。一度「パス」しても、その後、場に欲しいカードが出てきた場合は再度「交換」することも可能です。

3. 全員が「パス」をした時点で場のカードを流します。積み札から新たに5枚のカードを場に表向きに置きます。

4. 2・3を繰り返します。中央の積み札がなくなって、場のカードが流れたらゲーム終了です。

5. 各人が手元にある5枚のカードから特に大切なカードを3枚選び、その理由を考えます。

6. 一人ずつ選んだカードを披露して、それぞれの思考過程を他のプレイヤーに説明します。

※これらの使用法を参考に、各自が考案した使い方で、自由にご活用ください。

図1　「もしバナゲーム™」のルール(カードの説明書より)

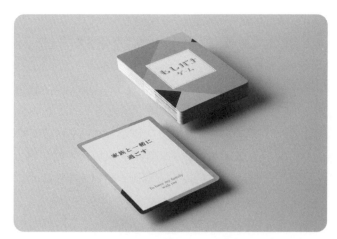

「もしバナゲーム™」で用いるカード（iACP ホームページより）

えたオンラインによる「浜松ルール」というやり方もある。しかし、対面の
ワークショップで体験する「場づくり」は私たちがこだわっている大切な要
素であり、少人数できちんと感染対策をすれば実施しても問題はないと考え
ているため、以下はレクリエーションルールで行った経験についてお伝えし
たい。

認知症の人と行った「もしバナゲーム™」

　私（礒野）が初めて「もしバナゲーム™」のワークショップを行った場は、
知人が開催していた認知症カフェだった。その日は 10 名程度の参加者で、
60 代の認知症と診断された男性夫婦や 80 代の女性数名が、近所の友人と参
加されていた。あとは近くのグループホームに入所されている重度の認知症
の女性 A さんが娘さんと来られていた。

　簡単にゲームの説明を行い、2 グループに分かれてゲームを行った。私は、
A さんがおられるグループでお手伝いをしていた。A さんはゲームのルール
はもとより、カードに書いてある内容を理解することも難しい状況だった。
そこで、ほかのメンバーとゲームをするというよりは、対話することを重視
して進めていった。

　すると途中、「よい人生だったと思える」というカードが A さんのお目に
留まったようであった。しかし何も言葉を発することがなかったので、たま
たまそのカードを A さんの娘さんが取ろうとした。そのカードを凝視して
目で追っていた A さんに気づいた娘さんが、「このカードがいいの？」と尋
ねると、A さんは大きく頷かれて娘さんが差し出したそのカードをうれしそ
うに手に持っておられた。

ゲームが終わり、Aさんに「よい人生だったんですか？」と声をかけると、Aさんは笑顔で「私の人生はよかったですよ」と答えられた。その日、Aさんの言葉を聞いたのはこの一言だけであった。それを聞いた娘さんは涙を流されていた。母親をグループホームに入れてしまったことへの後ろめたさをおもちであったようで、「その言葉に救われた」と話された。

　「もしバナゲーム™」は、基本的には“もしものとき”のことを考え話ができるツールとして用いられている。しかしこのワークショップを行って感じたことは、人によってはそのときの素直な気持ちを表出させてくれるカードでもあるんだなということだった。

　認知症が進行してくると、いろいろな事柄の判断がだんだんと難しくなってくる。医療の現場では、本人が判断できないという理由でご家族にいろいろと話を聴き、治療や今後のことなどを決めていく。そうした現場に身を置いてきた私は、今、自分の母親と今後について話をしている。飼い犬の世話ができなくなったときは施設に入るというのが母親の考えであった。

　この話をした理由は、近ごろもの忘れがひどくなっている母親が、今後認知症と診断される可能性も高いだろうと感じたからだった。以前から私は「認知症になったら施設に入れるからね」と母親の同意を得ている。しかし、現実としてその段階にさしかかった今、本人が本当に施設入所に納得しているのかどうか、考えてしまう。

　人の想いは状況に合わせて変わるものである。もしかすると施設入所を了承したことは母親の本心ではないかもしれないし、以前は確かにそう思っていたとしても、今は違う気持ちになっているかもしれない。仕事では「（意思確認は）一回話をすれば終わりではなく、機会を見つけては話を繰り返すことが大切です」と言っておきながら、対話から逃げている私がいる。それが現実だ。

「若いときに一緒に暮らした女性に会いたい！」

　本当の想いなんて、誰にも言えないものなのかもしれない。

　私（上村）は、「もしあなたが余命半年だったら、何を大切にして生きますか？」という基本ルールを理解できる人がほぼ皆無の状態で、「もしバナゲーム™」を行った経験がある。何度も何度もカードに書かれた言葉を読み上げては「○○さん、余命半年ならこれ大事？」「そら大事やわ」「そうじゃあ、これは？」「いやそれも大事やなあ」「じゃあ、どれ捨てる？」「なんで捨てなあかんの？」「だから、そんなゲームなの……」。対話といっても、高齢者4人のプレイヤー全員の記憶が曖昧で、重度難聴の方もおられて会話も成立

しないカオスの状況下であった。

　その中で、いきなりある男性が「若いとき 2 年間一緒に暮らした女性に会いたい！」と言い出した。そこにいた職員をはじめ、入所者全員がそれを聞いて驚いた。「？！」。男性のそんな話はこれまで誰一人知らないし、聞いたこともない。そこで説明を促してみると過去について話してくれた。男性の前に座っていた 90 歳の女性は眉間に皺を寄せ「アンタ、嫌い」と言い捨て、その場は笑いあふれる時間になった。

　なぜ、その男性があの場で今まで誰にも言わなかった想いを表出したのか、理由はわからない。それが事実なのかどうかも確認することはできない。しかしあのとき、彼の人生で最も光り輝いていたそのころを思い出し、言葉にしたことは紛れもない事実だ。もし認知症でなければ口に出さず一生を終えることになるかもしれない本当の想いを引き出してくれたのが、「もしバナゲーム™」だったのかもしれない。

　ちなみに、もしあなたがその場にいて、このような話を耳にしたらどうするだろう？ 話した内容を記録に残す？ 夢を叶えてあげようとする？ 家族に伝える……？ 野暮なことしちゃいけない。そんなことを考える人がいたら対人援助者失格だね！

「認知症をもつ人」 から教えられたこと

　私たちがめぐり会った「認知症」をもつ人たちは、普通に年老いた「生活者」である。確かにいわゆる BPSD が顕著に出現しているときは、周囲特に家族にとって大変だったであろうと推測はできる。今、私がケアをしているある方も、おそらく「徘徊」して転倒し、大腿骨を骨折したのであろう手術痕が残っている。今では意味不明瞭な発語はあっても会話はできず「寝たきり」といわれている。しかし毎日お会いしていると、その方が瞬間・瞬間で驚くほど豊かな感情表現をされることに気づかされる。家族でさえ知らない笑顔や発語（それが反射的なものだったとしても）があることは、ケア側のキャッチする感性にも左右されるのかもしれない。

　さすがに、その方と「もしバナゲーム™」を一緒に楽しむことはできない。しかし日々のかかわりを通して、本人がされると嫌なことや食べ物の好き嫌いなどはわかってくるものである。長年の介護疲れもあるだろう家族は、本人のことを「なんにもわかってない」と言われる。そして元気だったころの本人の考えを鑑みて、「胃ろうはしない、鼻腔栄養もしない」と決めておられ、そこに私たちの口出しする余地はない。最も身近なご家族のお考えに沿って日々ケアをするだけだ。「もしバナゲーム™」ができるなら、この方は

どのカードを選ぶのだろう、という想いを馳せながら……。

＊

　礒野と上村がご紹介したように、認知症のある方でも「人生を振り返る」ことはできる。私たちは「もしバナゲーム™」を通じて、それを「認知症をもつ人」たち自身から教えていただいたのだ。認知症があるから「わからないだろう」と決めつけず、本人の感情表現をキャッチしながら、その方の毎日が少しでも豊かであるようにと考える。その日々の積み重ねが「ACP」というのなら、まさにそうではないだろうか。（臼井）

日々の対話で形づくられる意思決定支援
「小さな選択」の連なりの先に

公益財団法人 浅香山病院 精神保健福祉士／前日本精神保健福祉士協会 会長　柏木 一恵

はじめに――ソーシャルワーカーにとって意思決定支援とは？

　クライエントの自己決定の尊重はソーシャルワーカー（以下、SWer）の大原則であり、その権利を保障し実行するため、本人の意思を形成し、それを表明できるように支援し、意思の実現をはかるプロセス、すなわち意思決定支援は SWer の最も重要な実践課題である。

　SWer はバイスティックのケースワークの7原則、特に「クライエントの自己決定を促して尊重する」ことを金科玉条として叩き込まれている。「すべての人間と同じように、クライエントは独自に人生の目標（短期的および長期的な）を設定して、彼の人生を生きる責任をもっている。また、いかなる責任にも、それにふさわしい権利が伴うわけであるから、クライエントも彼独自の運命を全うする適切な手段を選んで決定するという、他人に譲ることのできない基本的権利を創造主から与えられている」[1]。

　たとえ重度の精神障害者であれ認知症者であれ、この原則の例外ではない。しかし一方でバイスティックは、自己決定はクライエントの能力、市民法、道徳法、福祉機関の機能という4つの条件によって制限され、クライエントのもつ能力を超えてまで自己決定するよう強いるべきではないとも述べている。認知症の人の「積極的かつ建設的決定を下す能力」はいつまで保持されるのか、どこまでを可とするのか、その評価は誰がするのか、それは本当に正しい判断か。能力による自己決定の制限は、SWer として最も葛藤するところである。

　とはいえ、SWer の役割は認知症の人の意思決定を可能な限り保障するために、安心できる環境、信頼できる人間関係、豊かな体験、多様な手立てや選

＊1：F・P・バイスティック著（尾崎新・福田俊子・原田和幸訳）：ケースワークの原則（新訳改訂版）；援助関係を形成する技法，誠信書房，p.166，2006.

択肢など意思決定を下支えする働きをすることである。またその意思を実現する先に、家族の考え、地域の資源、医療側の方針などさまざまな壁が立ちふさがるかもしれない。意思決定を実現できないのは認知症の人の限界ではなく支援者の限界である、という言葉を噛みしめながらこの難解なテーマについて考えてみたい。

現場での問題意識

筆者は長く、認知症の人や高齢精神障害者の多くが最後の日を迎えるまで入院を継続する精神科合併症病棟を担当してきた。この病棟に転入された患者さんは、すでに明確な言語による表現が困難な人が大半である。

また、家族や親族と縁の薄い患者さんたちも多く、終末期における医療行為やケアについてどう考えるのか、何をどこまでやるのか、難しい選択を迫られることも少なくない。家族が見つからず、結局は医療やケアにあたっている医師や看護師が話し合いのうえ判断を担うこともある。その決定に異を唱えるつもりはないし、常に最善の選択を考え苦悩する彼らをリスペクトしてはいるが、個々の医療者の良心にゆだねるやり方にはリスクを感じざるを得ない。

また一方で、本人の顔を見たことがあるのかすら定かでないような親族に連絡し決断を迫ることもある。たとえ配偶者や子であっても家族の同意に法的根拠はなく、医療側のリスク回避のために行われる形式的な手続きであり、本人の意思など一顧だにされない。同意を迫られる親族も何を基準に判断していいのか戸惑うだろうし、ましてや生き死にを左右するような医療行為であればなおさらである。

こうした矛盾を感じずにはいられない実態があるのだが、最初から正解はすでにあって、「本人の意思」が最優先されるに決まっているのである。

そこで、仮に用意周到な人が事前指示書という形で「自分が終末期に入ったらこのようにしたい、このようにしてほしい」と意思を形に残していたとする。あるいは本人が誰かに医療判断を委ねる契約を結んでいたとする。その場合にも、事前指示書の作成や契約から何年も経過しており、それが今現在の本人の決定そのものなのかはわからない。人は状況によっていくらでも考えを変える生き物だと、あまり信念のない筆者は考えている。認知症になって初めてわかることや、これまでとは違う考え方だって出てくるかもしれないのだ。

それでも、認知症になったからといってすべての意思決定ができないわけではないため、ある段階までは本人の意思を尊重しながら、さまざまなこと

を進めていくのが正道であろう。

　では、いつごろまで本人の自己決定に委ねていいのか、委ねられない時期は誰が判断するのか。そもそも認知症の終末期とはどのあたりからを指すのだろうか。ある程度死期が予想できる段階に入ってきたころを指すのか、何らかの医療行為をしなければ生存が保障できなくなったときを指すのか、そして終末期といわれる時期に決定しなければならないこととは何なのだろうか……という思考の堂々めぐりに陥るばかりだ。

　今さらながらこうした基本的なことに答を見い出せない自分に驚いてしまうが、医療職でなくても一応医療従事者である筆者でさえこうなのだから、認知症の進行過程で起こってくる記憶障害によるトラブルやBPSD症状に翻弄され、とても終末期のことまで思い至らない本人や家族も少なくないはずだ。そこで認知症の終末期とは何なのか、一般的にいわれる「老衰」と何が違うのかを考えてみたい。

終末期とは「いつ」なのか、何を決めなければならないか

　認知症の終末期は疾患のタイプや年齢、個体差などさまざまな要件により期間に幅があり、一概にこの時期から何カ月・何年とはいえない。認知面よりもむしろ歩行障害による骨折・外傷や嚥下障害による肺炎など、身体機能の低下に伴って必要となる治療が主になる時期が、終末期の始まりとするのが一般的ではないだろうか。そして食事が経口摂取できなくなったとき、どのような治療をする／しないのかを問われることが、意思決定支援にからむ話となる。

　「Aさんの介護認定調査が3日後なんやけど大丈夫？」「誤嚥性肺炎で観察中、肺炎はあと数日で抗菌薬使って治ると思うけど、何度でも繰り返しますよ。介護認定受けても退院できるかなあ」「胃ろう造設までしたのに……」「唾液飲み込むだけでも誤嚥するし、本人が望んだわけでもないのにね」。

　これは病棟で担当したAさんをめぐる筆者と看護師の会話である。Aさんはそうこうしているうちに何度かの誤嚥性肺炎を繰り返し、亡くなった。安静を保つため身体拘束された時期もあったが、そのうち動く元気もなくなり、ただベッドうえで天井を見ているだけの最期だった。Aさんには親身になってくれる家族はなく、胃ろう造設については遠方にいる親族が病院に全権委任の形で同意のサインをしたという。

　肺炎の治療は可能でも、嚥下障害は根本的に治癒しない。それがわかっていても、肺炎になれば抗菌薬の投与や酸素投与などの治療をしないという選択肢は病院にはないだろう。積極的な治療を望まないと言明している家族で

さえ、同意を求めれば「抗菌薬の投与をやめてくれ」と言う人はほとんどいないように思う。「自然のままに」と言うが、それは肺炎以外にも手術が可能な部位の骨折や動脈瘤などの場合でも「何もしない」ということなのか、実は曖昧なままなのではないだろうか。

　認知症の終末期医療で決定しなければならないこととは、食べられなくなったときに、栄養をとるために経管栄養にするか、点滴にするか、IVHにするか、あるいはそうしたことを何もしないかの選択だろう。厚生労働省が推奨する「人生会議（ACP：アドバンス・ケア・プランニング）」のポスターには、もしものときの医療例として「口から十分な栄養がとれなくなったとき」「自分で呼吸が難しくなったとき」「心臓や肺が停止したとき」などが挙げられているが、終末期でもかなり切迫した2つ目・3つ目と、経口摂取が難しくなってきた1つ目の時期とは少しばかり時間差がある。

　最後の時間をどういう形で過ごすか、どう死ぬかを事前に決めておくということは、究極的には生存のためにどのように栄養を摂るのか、それとも摂らないのかを決めておくことなのだと思う。そして認知症の人を取り巻く家族や支援者はそこをゴールとして意思決定をサポートしていくというミッションを背負う。

　一方で、老衰に近い形で食べられなくなっただけではなく、終末期において骨折などのケガ、あるいはがんや脳血管障害などを併発した場合の治療をどうするかも想定し、対応を考えておかねばならないだろう。

終末期までに決定しておきたいこと

　うがった見方をすれば、終末期に医療やケアについて意思決定をしておいてほしいのは、本人よりむしろ家族や医療関係者、そして医療費の抑制を考える国や自治体ではないだろうか。認知症の人が本当に決めておきたいこととは、人生の最後の生活をどこでどう過ごしたいかだろう。しかし住み慣れた自宅で生活したいと望んだところで、一人暮らしだったり、同居の家族が高齢だったり、訪問診療や訪問看護などのサービスが整っていない地域だったりと、自宅での生活を支える仕組みがなければそれを叶えることは容易ではない。

　また施設や病院で療養したいと希望しても、経済的に厳しい、あるいは適切な所がないということもありうる。自宅で看取ってほしいと思っても、その思いを表出することができる人は恵まれている。また家族が重荷に思うような決めごとも、長きにわたって本人や家族を苦しめることになりかねない。支援者はそのような事情も含めて、丁寧に本人の意思を引き出していか

ねばならない。

事前指示の問題

　自分が認知症になり、家族や人様に迷惑をかけなければ生きられなくなったとき、そのような将来には生きていたくないという選択を多くの人がするのではないだろうか。

　食べることもできない、歩くこともできない、自分でトイレにも行けない、呼吸すら機械を使わないとできない未来に、どれだけの人がチューブをつけ人工呼吸器を使いながら生き続けたいと思うだろう。しかし、あくまでそれは筆者の、あるいは多くの人々の主観にすぎず、たとえそんな状態になっても生きていたいと思う人が中にはいてもおかしくはない。だが果たしてそのような希望を表明することはできるだろうか。周囲の人々、特に家族には迷惑をかけたくないという強い思いが、その人の本当の意思を押し留めてしまわないだろうか。

　以前、90歳を超えた父親の看取りの時期に「人工呼吸器をつけてほしい」と言った家族がいた。意思確認をした医師や看護師とともに筆者は驚愕し、同時にそのようないたずらに患者の苦しみを長引かせる身勝手な判断に怒りすら覚えた記憶がある。医療者側は家族が延命治療を選択するとはまったく想定していなかった故の驚きであった。しかし振り返ってみると、「延命処置は不要な治療だ」とする医療関係者の考え方と、それを支持する社会の風潮が生む無言の同調圧力が、本人や家族の意思をつくってしまっていないかどうかを吟味する必要があるのではないだろうか。

　そのように表明された「意思」というのは、家族にのしかかる介護の負担や介護保険などのサービスの不十分さを前提とした結論ではないのか。家族に強いるそうした「迷惑」の解消が担保されるなら、自分は生きていたいと願うかもしれない。もしそのような結論を出せるのなら、まずはそうした社会資源の現状こそを変えていく必要があるのだ。「死に方を決める前に生きられる土台をつくることが必要」であり、SWerはそのために認知症の人がさまざまな忖度なしで、純粋に自己決定できるような環境づくりを目指さなければならない。

日々の語りが紡ぐもの

　あなたは病院で診察を受けた結果、認知症と告知され病気の進行プロセスを説明される。「だから、まだしっかりしているうちにいろいろ決めておい

てほしいのよ。ほらだんだん何もわからなくなっちゃって、自分の意思が伝えられなくなるから」などと、不安と恐怖でいっぱいの今のあなたに対し、何カ月後か、何年後かの未来の有り様まで決めておけと言われる。それも「自分が決めたことすらいつか忘れていくから」という宣告つきでである。それはあなただけでなく、家族、さらにはそれを伝える支援者側にとっても、大きなストレスであろう。

　早期の段階で意思決定を迫ることが、本人にとっていかに大きな痛みを伴うか、支援者はそれを自覚したうえでかかわる必要がある。そして時間の経過とともに本人の意思や思いは変化していくことも忘れてはいけない。本人の意思を尊重するとは何を指すのか、それを確かめるための話し合いを重ねることが必須であり、その前提として本人が自分の意思を形成し表明していくプロセスを支えることが重要だ。こうして「日々の対話で形づくられる意思決定支援」というテーマの大切さにようやくたどり着く。

　支援者は、今目の前にいる認知症の人のことしか知らない。本人や家族から聞き取った生活史や価値観、家族の状況、発症し介護を受けてからの様子などさまざまな情報をもっていたとしてもやはり限界がある。アセスメントシート数枚に収まる人生などないし、家族でも本人のすべてを理解しているわけではない。今、大切にしなければならないのは生身の目の前にいる人の言葉や思いである。

　しかし彼らがその思いを言葉にすることができるのは、おそらく支援者会議のような場ではなく、日々の暮らしの場での家族や支援者との語らいの中であるはずだ。生きていくということは「今日何を食べるか」「どのテレビ番組を見るか」という小さな選択から、将来の進路やどこで暮らすかなどの大きな選択まで、選ぶことの繰り返しである。支援者に求められるのは、安全な環境でわかりやすく丁寧な言葉とビジュアルなどを用いた説明の工夫を行い、本人たちの選択が日々塗り替えられたとしても柔軟に対応できる懐の深さだ。

　認知症の人が日々行う小さな選択は、実はどう生きるか、どう死ぬかの連なりにあると私は考える。彼らと伴走する支援者は彼らの選択を読み取り、それをチーム全体で共有することが必要である。意思決定支援のプロセスは、本人主体を核とした良質な支援体制のもとで初めて保障される。本人との対話の中で紡がれる言葉、あるいは言葉にはならない奥底の希望をくみ上げる支援者チームが常に寄り添っていること、それが結果として本人の意思決定を支援することにつながる。つまり本人の意思決定能力は、支援する側の力量によって変化することを私たちは忘れてはならない。

予測しなかった状況で選択を迫られる家族
その人にとっていつが「終末期」なのか

大阪大学大学院医学系研究科 保健学専攻老年看護学 准教授　**山川 みやえ**

はじめに

　認知症とともに生きることは生活への影響が大きく、本人や家族にとって試練の連続である。本書でも多数紹介するが、特に比較的若くして認知症になってしまった人の場合であれば、家族内での役割が変わってしまうことも考えられる。例えば今まで一家の大黒柱だった夫がアルツハイマー型認知症になれば、それまで経済的にも精神的にも「頼られる」存在だったのが、反対に「頼る」立場となり、どうしても家族との関係が変わってきてしまう。

　加えてこの病気の難しいところは、症状の進行に伴い最初からではなく徐々にそうした関係性が変化していくに従い、当初は明確だった本人の意思が不明瞭になっていくことである。もともとは「こうしたい」という希望があったわけだから、本人が抱える苦悩や葛藤の大きさは察するに余りある。

　公益社団法人全日本病院協会は、終末期医療のガイドラインの中で「終末期」とは治療効果が期待できず予測される死への対応が必要となった期間と定義づけている（全日本病院協会, 2016）。この定義に沿えば、進行性の認知症疾患をもつ人の終末期は人によって異なるし、確定診断を受けた衝撃で自分の寿命を具体的に意識するかもしれない。そうなると、診断時から長い経過になる場合もあるだろう。

　本人にまだいろいろできることがある中で、終末期のことを考えていくとはある意味残酷である。そして家族や友人などその人を大事に思っている周りの人たちも、本人の傍らでどんな気持ちを感じ取っているのだろうか。人それぞれに千差万別で、本当に難しい終末期における医療の選択。予想していないことも起こり得るし、予想どおりだったとしてもいざ実際に目の前

でそうなったとき、最初に考えていた意思とは違う選択をすることは少なくない。

よい死とは

　医療の進歩によって、私たちはさまざまな選択ができるようになった。しかし、進行性の認知症疾患の場合、経過に伴って経管栄養や水分管理などの栄養摂取方法を選択したり、体調が悪化した際に薬物を投与したり、急変時には心肺蘇生をしたりといった、積極的ないわゆる「延命」といわれる処置をするかどうかを選択する場面が避けられなくなる。そんなときどうすればよいのだろうか。主治医の考えに沿う？ 社会的なステークホルダーの意見に追従する？ あるいは他の家族や本人に聞く？

　終末期における医療の選択では、常にその選択で導かれる「結果」がどうであるかに焦点が当てられているように思う。例えば「胃ろうはよくない。人は自然に枯れていくのがいいんだ」といったようなイメージが広く共有されているが、そこでは何を選んだかというアウトプット自体がフォーカスされているのである。果たしてそれで本当に「よい死」が迎えられるだろうか。

　がんの緩和ケアでは、「よい死」を測定するための Good Death Inventory (GDI) がある。これは遺族の評価による終末期がん患者の QOL 評価尺度で、18 のドメイン（領域）から成るものである。例えば次のようなものだ（Miyashita et al., 2008）。

　「からだや心のつらさが和らげられていること」
　「望んだ場所で過ごすこと」
　「希望や楽しみをもって過ごすこと」
　「自分のことが自分でできること」
　「自然なかたちで過ごせること」
　「病気や死を意識しないで過ごすこと」
　「生きていることに価値を感じられること」

　認知症の患者ではどうだろう。筆者もメンバーとして参加しているスコーピングレビュー[*1]では、選定した 11 の論文が医療従事者や認知症の人の家族の見解を参考にしており、本人の見解を考慮したのは 1 件のみだった (Takahashi, 2021)。その結果、無痛状態、安らぎ・快適さ、尊厳、家族の存在、慣れ親しんだものや人に囲まれていること、人を中心としたコミュニケーション、スピリチュアリティ、人生の完結、治療の希望、その他という 10 の

＊1：特定のテーマや研究領域に関する文献をマッピングし、主要な概念、研究のギャップ、実践や政策立案、研究に役立つエビデンスの種類とソースを特定する機会を提供することを目的とする研究統合の一種と定義されている。(引用：Daudt HM, van Mossel C, Scott SJ. Enhancing the scoping study methodology: a large, inter-professional team's experience with Arksey and O' Malley's framework. BMC Medical Research Methodology. 2013；13：48)

テーマが特定され、それらは GDI の項目とほとんど同じものだった。また、「身近なものや人に囲まれて」や「人を中心としたコミュニケーション」など、認知症の終末期に特有のテーマもあった。

つまり、認知症における「よい死」とは何かを明らかにするためには、「胃ろうを実施した・していない」といった選択の結果ではなく、大切な人とどれだけコミュニケーションがあったのか、それまでの暮らしと同じような環境がどれだけ保たれたのかという、「どう過ごしたか」のプロセスが重要なのだ。さらに言えば、そこに認知症の人自身の意見が反映されればよい。その人の人生の重大な決断だからそれは当然といえる。

家族はこのことを十分にわかっていても、長い経過の中でさまざまに状況が変わってしまったそのとき、本人がどう思っているのかがわからなくなってしまい、誰もが悩むのである。意思表示ができなくなった本人の代わりに決断をしていくのは本当に難しく、ある意味それは理不尽なことである。家族が大事であればあるほど、なぜ自分が生死にかかわるような重大事項を決めなければいけないのかという気持ちになるはずだ。

中には「先生が、決めてください」と言われる家族もあるが、たとえ主治医であってもそれはできないし、特定の考えに誘導することも許されない。私たち医療者はあくまで、ご本人の気持ちを考えたうえで家族が決めたことを、後悔しないよう継続的に支援していくしかないのである。

以下に、ある二つの事例をご紹介したい。どちらも認知症をもつ本人が予想していなかった状況に直面し、家族がある決断をしている。第2章でも取り上げたケースだが、ここでは家族の気持ちと医療チームの対応について焦点を当てたいと思う。

事例：本人の気持ちをごまかせなかった妻と医療チーム

レビー小体型認知症の診断をされた男性、発症60代、経過5年、主介護者は妻である。夫婦仲がよく男性はいつも妻を名前で呼んでいて、二人とも食べることが大好きだった。診断後より、若年性認知症の本人が集まるグループ活動に参加しながら在宅ケアを続けていた。事情があって自宅では介護できず、進行するにつれて入院やロングショートステイなどのサービスを受けながら最期を迎えるつもりで特別養護老人ホームに入所した。

しかし唾液の誤嚥から肺炎を繰り返すようになり、やがて改善が難しく夜間の吸引も頻繁に必要となったため、体調を整える目的で病院に入院した。医師からは「たとえ改善しても、肺炎の繰り返しで嚥下機能が低下しているため、口からものを食べることは無理です」という説明があったが、妻は胃

ろうの造設は希望せず、中心静脈栄養を実施することになった。

　病院側としてはあくまで一時的なつもりだったが、もともとの既往もあって血糖コントロールがうまくできず、24時間常に中心静脈栄養管理が必要な状態になってしまっていた。戻るつもりでいた入院前の施設では中心静脈栄養の実施が困難だったので、妻はこのまま病院で最期のときを迎えるのだろうと覚悟をしていた。そのため療養型の病院に転院する手続きをしていたのである。

　しかしある日、妻がお見舞いに行くと、夫は自分がずっと絶食であることに気づいたのだ。そのとき妻はこう思った。〈ああ、ごはんが食べたいと言うのに、もう笑ってごまかすことはできない。食べることがこんなに好きな人に二度と食べられないなんて言えない〉。夫の望みを深く知る妻に迷いはなかった。強い決心から、「何が起こってもよいので施設に帰りたい、施設で最期を迎えたい」という希望を病院側に伝え、最終的には特別養護老人ホームに戻って、その数日後に男性は亡くなった。

　一方で医療チームは、妻の希望を聞いたとき非常に迷った。患者は点滴で栄養を補給しなければ、すぐに低血糖で死亡する可能性が極めて高く、病院でなければそれを防ぐ対応ができない。しかし医療チームは度重なる妻の希望を聞くうちに、施設が受け入れてくれればという前提で、末梢点滴にすることにより、夜間に看護師がいなくても管理できる方法を模索し始めた。

　そして施設側も「本人の食べたいという気持ちを尊重し、受け入れるつもりです」と妻の希望に応えてくれた。こうして医療チームは退院に向け動き出した。非常に不安定な血糖値の変動によって末梢点滴への切り替えが何度もうまくいかなくなりつつ、どうにか管理ができるようになった。そしてその間、妻に対し「施設に帰った途端に亡くなってしまうかもしれません」と繰り返し伝えたが、それでも妻の意思は変わらなかった。退院が決まった際、もう一度その危険性を説明しながら「一分一秒を大事にしてほしい」と話し、患者を送り出した。

　後に夫の最期を振り返って妻はこう語った。「もっと生きると思ってたけど、さすが専門家の見立てどおりだった。でも、いい最期だったと思う。お父さん！立派！見事。もし病院にいたら、その先もし命がつながっても、また食べられるかもしれないという可能性はゼロだった。施設に戻ってその希望をもつことができたんだから、最期の時間は少しだけだったけど本当に幸せだった。結局食べることは叶わなかったけど、私はお父さんの気持ちに寄り添えたし、お父さんも信頼してくれたと思っている。後悔は何一つない。私の思いをくんでくださった医療チームの皆さん、施設の皆さんには本当に感謝しています」。

事例：もっと「生きる」ための方法としての胃ろう

　もう一人は、アルツハイマー型認知症を50代で発症した男性。終末期という認識が家族にも周りの支援者にもなかった時期に、胃ろうをつくることの選択を迫られ、突然に終末期が訪れた事例である。

　本人は地元で有名な料理店の主人で、妻とともに店を切り盛りしていたところ認知症であることがわかったが、徐々に病状が進む中でも家族みんなでどうにか凌いできた。しかし、認知機能の低下で仕事がうまくできない苦しさに本人も家族も苛まれるようになり、やがて店を閉じなければならなくなった。それを決意したのは妻だった。すでに本人はそうした状況の理解が難しく、自分自身で意思を示すことはできなかったのだ。

　悔しさ、やるせなさを家族全員が抱えながらも、男性はその後も気を落とすことなく、第二の人生として若年性認知症の会を立ち上げ、忙しい日々の中、はつらつとした生活を送っていた。明るくチャーミングな本人と献身的な妻、親思いの子どもたち（すでにそのとき全員が成人してた）が懸命に生きる姿に、地元のサポーターはいつも励まされていた。

　だんだんと身体機能が衰え始めてごはんが食べにくくなってきたため、食事はおにぎりの形にしたりする工夫を考え始めて、「誤嚥性肺炎になったらどうしよう」という話をしていた矢先のことだった。ある日、本人に熱があり病院に行くと、やはり誤嚥による肺炎だと言われ急遽入院になった。その際に妻は医師から、経口栄養が難しいため胃ろうの造設についての選択を迫られた。発症から12年目のことだった。

　妻は予想外の出来事に狼狽しながら、胃ろうを選択することにした。それは簡単に決めたことではない。もともとは反対に「いつかのその日が来ても、胃ろうは選択しない」と決めていたのだ。迷った妻は子どもたちと何度も話し合いをし、サポーターや医療関係者にもたくさん話を聞いた。胃ろうをやめた人の話、造設した人の話など、本当に数多くの情報を集められるだけ集めて考えて出した答えだった。

　「〈昨日まで一緒に笑ったり、ごはん食べたりしていたのに、今がもう最期ってこと？　いや、まだ違う。今はいつかのその日じゃない。死ぬのはまだ早い！　生きて家に連れて帰りたい！〉そう願いました」と、妻は筆者に語ってくれた。

　胃ろうを造設したその後、自宅に戻る際に訪問看護師が病院看護師とともに胃ろうの手技を家族に教えたり、家でも引き続き手技の確認などを行い家族をサポートした。途中で下痢や便秘になり、排便コントロールがうまくい

かなかったときもあったが、多職種による在宅ケアチームがサポートすることで、一つひとつの健康問題を改善していった。

　妻や子どもたちは胃ろうを選んだが、そこには“延命”ではなく栄養を摂る方法が変わるだけであるという姿勢があった。家族で本人の好きなアイスクリームを一緒に食べ、笑顔が見られる時間を大事にしながら過ごした。妻は自分が選んだ選択に後悔はなかった。夫婦はその後、2回の結婚記念日を迎えることもできた。

　「いろんな人が私のところへ、胃ろうについて話を聞きに来ます。その中には胃ろうをしないと決めた人もいます。胃ろうを入れてからも幸せだったし、延命とかよりも栄養方法だと考えていた私としては、それは少し寂しい気もします。だって一緒に過ごす時間が短くなってしまうじゃないですか。でも、それは私の考えであって、その人にとっては違うんですよね。私は胃ろうをしてよかったって思ってます。サポートしてくれる人たちもたくさんいましたし、そのおかげで大事な家族の時間、いつかその日が本当に来てしまうまでの時間を、いとおしいと思えたことはよかったです」。

＊

　この二つの事例に共通するのは、本人の希望を深く理解しようとする家族の切実な気持ちを、医療従事者がしっかりと受け止め、その意思決定に後悔がないよう継続的にサポートしたことである。認知症をもつ人と家族の場合には、診断から徐々に症状が進行する経過を目の当たりにする中で、覚悟はしていても終末期がいつ来るのかについての認識は人それぞれである。医療ケアチームは、そのことを十分に念頭に置いて話し合いを尽くし、自分たち主導にならないようにしていく必要がある。そして当事者が熟慮し決定した選択がどういうものであっても、「その後」のサポートに全力を尽くしていくことが大切である。

参考文献

・公益財団法人全日本病院協会：終末期医療に関するガイドライン～よりよい終末期を迎えるために～，2016．（https://www.ajha.or.jp/voice/pdf/161122_1.pdf）
・Miyashita M, Morita T, Sato K, Hirai K, Shima Y, Uchitomi Y.：Good Death Inventory: A measure for evaluating good death from the bereaved family member's perspective. J Pain Symptom Manage, 2008. 35(5): 486-98.
・Takahashi Z, Yamakawa M, Nakanishi M, Fukahori, H, Igarashi N, Aoyama M, Sato K, Sakai, S, Nagase H, Miyashita M.：Defining a good death for people with dementia: A scoping review. Jpn J Nurs Sci, 2021. Apr;18(2):e12402.

第2章 「診断から最期まで」を支えるチームケア

ディスカッション・メンバー

司会──山川みやえ

認知症専門医──繁信和恵

老年内科医──竹屋泰

老人看護専門看護師──長瀬亜岐

認知症看護認定看護師A──三好豊子

認知症看護認定看護師B──山本朝美

特別養護老人ホーム看護師──高橋伸平

認知症ケア専門士──稲田敬子

ケアマネジャー──平井敬子

※本章で紹介するケースはすべて実際の事例に基づいていますが、患者・家族の背景を変更し個人が特定できないよう配慮しています。

家族は胃ろうはつくらないと決めていたが、予想していた時期よりずっと早くその決断を迫られた。

ポイント

- ●「胃ろうをつくらない」と決めていた本人の意思とは異なる選択をした。
- ● 限られた時間の中で選択を迫られる家族をどう支えるか。
- ● 主介護者である妻の気持ちの変化を理解する。
- ● 本人の本当の意思や気持ちはわからないが、ときおり見せる笑顔から妻の気持ちを尊重していることが伝わってくる。

本人と家族について

本人（Aさん）は70代前半男性で自宅療養中である／主介護者は妻だった／50代後半に若年性アルツハイマー型認知症を発症し、約4年後に診断がついた／腕のよい料理人で先代から続く2代目の割烹店主である。趣味はバイクの運転・整備／発症から12年目で誤嚥性肺炎を起こし胃ろうを造設した。

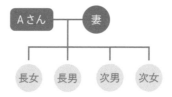

経過

年齢	経過
56歳	料理の手順がうまくいかなくなり、発症に気づいた。
61歳	アルツハイマー型認知症と診断された。店に出ている間のさまざまな不具合やうまくいかないことが増え、試練が続いた。
65歳	妻が店を閉める決意をし、本人も子どもたちも同意した。生活の基盤がなくなり、家に引きこもらないようにと家族会などさまざまな活動を実施した。料理をしたり患者会にも参加した。
67歳	デイサービスの利用を開始した。徐々に体の動きが悪くなった（座っていられない・身体が傾く・小刻みに歩きつまずきやすい・動作がゆっくり）。普通食から一口サイズのおにぎりなどに変わった。
68歳	誤嚥性肺炎で入院し、胃ろうの選択を迫られた。胃ろうを造設し退院、自宅療養になった。
69歳	誤嚥性肺炎が再発した。高血糖・脱水で入院した。
71歳	結婚記念日を家族とともに祝って過ごした。徐々に衰弱しているが口や手を動かして意思を伝えてくれた。

ディスカッション ─────────────────────────────

認知症専門医（以下、専門医）：アルツハイマー型認知症では一般的に、身体的に大きな病気がない場合、発病後 10 年近くたつと必ず嚥下の問題が起きてきます。A さんは錐体外路の症状によってそれ以前に身体が動かしにくくなり、結果として他の身体疾患をもたない人と同様の経過をたどっています。長期にわたりうまくケアをされ、ギリギリのところで嚥下機能が保たれていた人が一度でも誤嚥性肺炎を起こすと、再び安全に食事が摂れるようになることはなかなか難しいため、医療機関では胃ろうの選択を提案することが多くあります。**家族にしてみれば「まだまだ食べられる」と思っていたのに、突然かつ時間的猶予のない中で判断を迫られるので、とても困惑されるケースがよくあります。**

　特に若年者は他の身体疾患がなく元気な場合が多いため、うまく逆流などが起きなければ、A さんのように**胃ろうをつくったあとも自宅で生活が継続できる人も少なからずいること**を知っておくべきでしょう。

老年内科医：若年性の患者の場合、長く支える中でさまざまな情報を患者や家族と共有していくので、比較的早期の段階にある程度の信頼関係ができたあたりで、例えば将来ものが食べられなくなる話などをされているでしょう。今後の全体像について**診断がついた時点から少なくとも 1 年以内に、終末期の話にまで踏み込んで話しておく**といいと思います。この事例ではそれがなされていなかったんですね。

看護師（以下、司会）：主治医は丁寧に説明をしていて、スタッフもみんな誤嚥性肺炎になったらどうしよう、という気持ちではいたのですが、**思っていた以上に早く起きてしまった**というのが実情で、結果的にとても時間がない中で胃ろうの選択を迫られることになったのですが、診断のサポートをされている看護師の立場から言えることは何でしょう。

認知症看護認定看護師（以下、認定看護師）A：本人も家族も、診断時はショックに加えて日々の生活に追われつつ「今後どうなるのだろう」という先が見えない不安があり、病気の進行に伴う変化を伝えるタイミングを掴むのが、とても難しいと思います。**例えば食事の際にむせるようになったり、よだれが見られるようになった時期に「食べられなくなったら」という話をするのがいいかもしれません。**ただし、絶望感を植え付けることになる恐れもあるため、話す時期は医師と相談しています。

認定看護師 B：あらかじめ資料などを渡しながら「頭の隅に入れておいてください」という形で話をしています。関係性が築かれてより踏み込んだ話ができるようになれば、具体的な話をするように気をつけていけばいいでしょう。

老人看護専門看護師(以下、専門看護師)：おっしゃるように、よだれや体重減少、食事量の変化など、誤嚥性肺炎を起こす前の兆候を看護師だけでなく医療職皆がキャッチすることで早い段階のタイミングを見つけ、今後のことについて提案していけることが大事だと思います。

司会：さまざまな選択肢があることについて、どのように伝えるべきでしょうか。

専門医：基本的には食べられる分だけで頑張るのか、それともサポーティブケア*¹として末梢点滴だけで補うのか、胃ろうをつくるのか、中心静脈栄養を入れるのかです。注意したいのは、さまざまな医療情報を通じて「胃ろうをつくることはよくない」「自然に看取ることがいい」というイメージだけが先行し、本人や家族に具体的な理解の下地がないまま話し合いが行われている場合があること。いざ誤嚥性肺炎に直面したときに思い描いていた状況との違いに戸惑い、そのころには本人の意見も聞けず葛藤が生じてしまいます。

＊1：積極的な治療は行わず、症状などを和らげる緩和ケアに徹すること。

老年内科医：私はそうした選択肢を入院時に示すのがよいと考えます。具体的な例を写真で見せ、例えば中心静脈栄養をどのように入れるか、そうするとどのような状態になるのかを理解してもらう。家族にとって、入院時というのはそうした説明を最も受け入れやすいタイミングです。環境に慣れてしまうとそれがなかなか難しくなるため、なるべく早い段階で行うほうがいい。その際には、家族の心理的な負担を考慮しながら、例えば医師が大きな方向性を示し、ナースが具体的な説明を補足したり精神的なサポートを行うなどの役割分担が必要です。

司会：この家族も胃ろうに関する情報をたくさん収集されたようです。その結論として「胃ろうはつくらない」と決めた。しかし結果的にそれとは異なる選択をしました。妻と子どもたちは、このことについて自身の判断が世間的によいものではなかったのではないかと思うところがあったようです。

このように意思を変更してしまった場合にどうサポートしていくかも重要ですね。

ケアマネジャー：このケースについて、率直に言えば「あ、その選択をされたのか」というのが実感です。というのも家族背景を見ると大変充実していて、**これがもし高齢世帯だったり、家族がいても協力の得られない場合に胃ろうの選択ができたかどうか。**ケアマネとしてこうしたケースでは誰をキーパーソンに置くかが大事であり、その人が何かの判断で揺れた場合にサポートしてくれる他の家族などの支援がどうしても必要になります。そう考えるとこのタイミングで家族のメンバーを巻き込んでいく必要があるでしょう。**何かあったときに高齢世帯だけで決めることはとても難しいため、キーパーソン以外の方々とも連絡をとっていくことが大切**だと思います。

　また、胃ろうをつくることによってこの先自宅で看るのが難しくなったときに、受け入れる施設が限られてくる可能性についても伝える必要があります。

認定看護師Ａ：食べられなくなって医師が胃ろうか中心静脈栄養かの選択肢を示すときに、**胃ろうを推奨するのではなくそれぞれのメリット・デメリットを提示して選択ができるようにすることが大事**です。そして医師から伝えて終わりではなく、説明後に家族がどのように理解したかを「**医師の説明で難しいところはありませんでしたか？**」「**聞いてどのように思いましたか？**」**と、看護師が声をかける**ようにします。その中で「私一人で決めるのは無理……」といった家族の気持ちの揺れがわかったりすれば、他のご家族とも相談してみれば？といったアドバイスにもつながります*²。

司会：実のところ、胃ろうを勧める医師の考えに引きずられる形で看護師の説明が進んでいくようなこともあるのでしょうか。

専門看護師：かつてはそのようなことも多かったと思いますが、最近では選択してもらうことが増えており、また「**胃ろうの選択によってよい・悪いが完全に決まるのではない**」という考え方になってきているようにも感じます。

認定看護師Ｂ：正しく医師の話を冷静に聞けておらず、正確に理解できていないことが少なくありません。いつまでに返事をしなければいけない、という必要性は頭にインプットされているけれど、どうすればいいのかわからないという相談を受けることが多いです。その場合は**医師が言ったことをど**

＊２：それまでイメージすることができなかった未来の決断が、現実として見えてきた時期に、気持ちの変化があるのは当然のこと。それを前提に家族の話を聞き、判断への心の揺れが見られた場合は医師に伝えて再度話し合いの機会をつくる必要がある。

＊3：医師から胃ろうのメリットとデメリットについて説明を受けた家族が、正しく理解をされているかはいつも疑問が残る。こんなはずではなかったと、家族が自身の選択に悔いを残さないよう正しく情報を伝える必要があり、結果として「本人にとっていちばんよい選択をしたのだ」と思ってもらえることが大切である。

ように記憶しているかを確かめながら、どのような選択にも寄り添うことが可能だと伝えるようにしています[※3]。

司会：どんな選択肢を取ってもサポートしていけることが本当に大事だと思います。つまり選択をしたあとにどう支援してくかが重要で、Aさんの場合はしっかりとした在宅サポートチームが入っており、**本人の病状は徐々に進行していきつつも少しは意思疎通がとれ、いい状態が保たれています。**このことから家族の選択は間違っていなかったのだと言えるでしょう。ケアワーカーとして実際に生活面の世話をされている立場からは、こうしたケースでどのような工夫や注意をされているでしょうか。

認知症ケア専門士：私の義母も若年性の認知症で胃ろうの選択をし、17年間義父が介護をするという人生を歩みました。その中で胃ろうを選択してよかったという言葉もありましたが、**選択してよかったかどうかすぐには答えが出なかったので、その家族ごとに受け入れていく時間が必要**なのだと思います。

司会：選択したあとの本人や家族の過ごし方を継続してサポートしていくこと、胃ろうを選んでよかったと言えるようにケアチームで支えることがすごく大切であり、また選択後も**「その人の生活は続いていくのだ」**という意識をもつことがとても重要ですね。

ディスカッション**から見えたこと。**

- できるだけ早いタイミングで終末期まで見据えた説明を家族に行うことが望ましいが、家族の生活状況や心理的な負担も考慮して伝える必要がある。
- イメージに左右されず患者に合った選択を家族ができるよう、選択肢をきちんと提示し具体的に理解できるようサポートする。
- 医師は可能な医療や治療の方向性、看護師は家族の理解や心理面というように役割分担でチームとして意思決定のサポートを行う。
- 医療者は家族がどのような選択をしたとしても、「よかった」と思えるようなサポートを行う。
- 病気になる以前の本人の思いに加え、家族が現在の状態や今後の生活も見据えた選択をすることができるように支援する。

本人は望まなかったが、幼い子に少しでも長く 父親の姿を見せたいと、妻が胃ろうを選択した。

ポイント

● 本人と妻はともに医療職であり疾患や治療について十分な知識がある。
● 家族の中で話し合った「意思」と、本人の「意思」をどう考えるか。
● 家族、特に子どもに対して父親のシビアな病状とその進行についてどう伝えればよいか。

本人と家族について

本人（Bさん）は前頭側頭型認知症を34歳で発症し45歳で亡くなった／主介護者は妻（本人ともに看護師）／発症時5歳と4歳の子どもがいた。診断まで時間がかかり、脱抑制も強くなったため家族の疲弊が大きかった。さらに、夫の義母はやるせない気持ちを妻にぶつけてきたため、妻と義母との関係がぎくしゃくしがちだった。経過の中で本人の意思よりも子どもを含めた家族の意思が優先され、胃ろうを造設した。

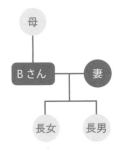

経 過

34歳	近畿に在住。病院仕事中に抜け出して勝手に休憩したり、迷惑行為が見られた。甘いものが好きになった。
37歳	精神科クリニックを受診し発達障害・うつと診断された。休職し複数の病院でADHDおよび適応障害の診断を受けた。他の患者への迷惑行為により、入院していた病院から強制退院となった。
38歳	関東の専門病院で前頭側頭型認知症と診断された。外泊中の脱抑制行為がエスカレートし制止に抵抗するようになった。大阪の精神科認知症治療病棟に入院した（医療保護入院）。身体面の変化が見られた。
39歳	主治医から子ども（10歳と9歳）に病状説明を行った。
42歳	特別養護老人ホームに入所した。
43歳	胃ろう造設の具体的な検討を始め、延命ではなくQOL向上を目的に造設を行った。肺炎を繰り返したため、その都度入院した。

44 歳	喀痰が多く、鼻腔吸引でも除去が困難になった。本人も苦しいため気管切開を行った（この判断も延命ではなく苦痛除去が目的）。その後、子どもの学校に近い療養病院へ転院した。
45 歳	1 月に療養病院にて死去した。

ディスカッション

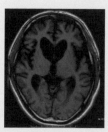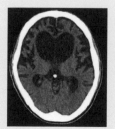

X 年 　　　　　　　　　　　　　X + 5 年

〈前頭側頭型認知症*1 の終末期の症状〉

・緘黙（かんもく：押し黙ること）状態
・反射的な嚥下でしか食事を嚥下しなくなる
・開口、嚥下をしなくなり、経口摂取が困難になる
・脳の萎縮が強い方と反対側の上肢・下肢の不全麻痺・拘縮

図1　このように症状が進行したとき本人はどうしたいのか

＊1：主に 50 〜 60 歳代に発症し、病初期には脱抑制行動や常同行動が目立つ脳変性疾患である。

専門医：非常に若い時期の発症で、画像（図 1）を見てすぐにわかるように 5 年間でかなり前頭葉が萎縮していきました。私が引き継いだ時点ではまだしっかりと話ができる状態だったので、**入院後に家族と関係ができてきたところで、まず本人に病状が進行し食事が摂れなくなったときにどうするか相談しました。**「胃ろうはつくらない。妻の希望も同じだろう」と本人は言いましたが、「もし奥さんが望まれたらどうするか」と聞くと、**そのときは妻に任せる**とのことでした。**こうしたやり取りは一度きりでなく、何度も繰り返して行いました。**本人もそうした意思について家族と常々話をしていたそうです。また妻には私からも病状について丁寧に説明していました。

　ちなみに、**この方も妻も医療職なので**、病状の進行期にだんだん言葉が出なくなること、誤嚥が起こるのはずっと先だけれど自発性の低下から食べ物を飲み込めなくなってくること、反対側の麻痺による拘縮が起こることなどを、**一般の人よりも早い段階で説明**しました。

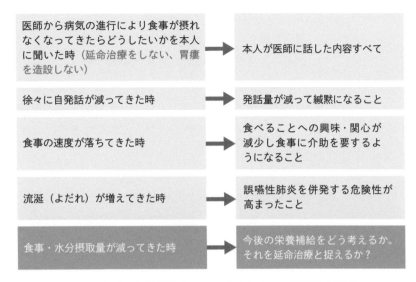

医師から病気の進行により食事が摂れなくなってきたらどうしたいかを本人に聞いた時（延命治療をしない、胃瘻を造設しない）	本人が医師に話した内容すべて
徐々に自発話が減ってきた時	発話量が減って緘黙になること
食事の速度が落ちてきた時	食べることへの興味・関心が減少し食事に介助を要するようになること
流涎（よだれ）が増えてきた時	誤嚥性肺炎を併発する危険性が高まったこと
食事・水分摂取量が減ってきた時	今後の栄養補給をどう考えるか。それを延命治療と捉えるか？

図2　初診から終末期までのBさんと妻への継続的な説明

司会：妻への病状の説明は具体的に図2のように行われました。

認定看護師A：子どもが10歳・9歳のときに病状説明をされたのは、すごいことだなと思いました。どのように説明されて、反応はどうだったのでしょうか。

専門医：以前に、別の患者さんで同じくらいの年齢の子どもにも説明をしたのですが、そのとき「お父さんの病気は自分のせいじゃないんだ」と安心してくれたんです。というのは、患者の妻が日常の中でやんちゃな子どもに注意をするとき、つい「そんなことをしていたら、お父さんの病気がよくならないよ！」というようなことを悪気なくポロッと言ってしまっていたそうなのです。

　そんなことがあったので、やはり子どもにもきちんと本当のことを正確に伝える必要があるのだなと思いました。Bさんの場合、だんだんと言葉数が減っており、子どもが父親としっかり会話できる時間がそれほどもう残っていない時期だったのですが、一方で子どもたちはそうした日常が当たり前の中で成長し、友だちとの付き合いも大事になってきて、土日の面会に訪れる機会も減りがちだったことを妻から聞いていました。限られた時間を有意義に過ごしてほしかったので、妻と相談したうえで子どもたちに説明を行いました。そして学校が夏休みに入るころを選び、その後のフォローを母親がしっかりとできるよう、タイミングにも配慮しました。

　説明後、子どもたちは母親との会話の中で「ぼくが勉強してお父さんの病

気を治すんだ！」と言っていたそうです。その後は遊ぶことよりも父親の面会を優先するようにもなりましたので、このケースではいい方向への変化があったと受け止めています。最期を迎え、ご自宅近くの療養病院で看取るときにも、中学生になっていた息子たちは部活帰りに面会に行き、ベッドサイドでサチュレーションモニターを見て「90％を切ってきたな…」とナースコールして吸引を依頼したりと、**亡くなるまで父親としっかり接することが**できました。

認定看護師Ａ：Ａさんの事例もそうでしたが、**看護師としてはそうした医師の説明に同席をし、表情や言葉から家族がどれくらい内容を理解したか、それを聞いてどう感じているかを把握する必要があり、特にそのときの気持ちをしっかりと表出してもらうことが大事**だと思います。そうして得られる言葉からチームでどのようにサポートすればよいかが見えてくるはずです。

認定看護師Ｂ：説明の際に同席したのですが、子どもたちは9歳・10歳とは思えないほど、医師の話に正面から向き合っていました。主治医も理解しやすい言葉を選びつつ、二人を子ども扱いせずそれぞれ一人の人として接しながら説明をしていました。自分が看護師であることを忘れてただただ感動しました。この子たちにとってお父さんの存在がいかに大切かを実感し、**病床という環境を大事にしてあげたいなと思い、一つの「おうち」のような空間をつくることができればと考えていました。**部屋は在宅機能訓練室（トイレ・浴室・洗面所もある和室）でしたので、家族とともに日常を送れる場にしていくことも可能だったと思います。

老年内科医：患者のシビアな状況を説明する際には、**どんなに厳しいことでもまず医師がためらわずどんどん伝えるべきだ**と私は思います。**患者を取り巻く現実は厳然としてそこにあり、この例のように幼い子どもであってもまずはその事実を丁寧に伝え、それを周りが支えていくことが大切です。**例えば「こうした症例は、多くの場合○○年で亡くなります」と話したことで反感を買っても、**看護師やケアマネジャーあるいは薬剤師など多職種が不安や戸惑いといった気持ちの受け皿となり、誤解があれば医師の話の真意を正しく伝え直すなど、チーム全体として患者さんとご家族を支える仕組みが必要**でしょう。

専門看護師：印象深いのは、まずＢさんが胃ろう造設の判断を妻に任せたことから、二人の関係性の強さが垣間見られたことです。そのうえで、子ど

もたちに病状説明を行うことを通して、病気に対する妻の考えや気持ちを家族として共有できたことが大きな意味をもっていたのではないでしょうか。この先どのようにお父さんと過ごしていきたいだろう、こんなふうに時間を使っていきたいね、といったことを家族が互いに了解し合い、捉えられるようになった。**それがあったからこそ、最期のときに気管切開をしたほうがよいという選択もできたのではないかと思います。**つまり「家族力」がすごく強くなったからこその選択だと言えるのではないでしょうか。

　また、私たちは本人と妻のことを同じ医療者という目でどうしても見てしまいがちですが、**むしろ医療者だからこそ支援しなければいけない部分も見逃せないでしょう。事情をわかっているからこそ不安になったりすること**を、病棟スタッフたちはしっかりと見ていいケアをされたのだと思います。

司会：Bさんは非常に若いため、当初は介護保険を適用できなかったという問題がありました。ケアマネジャーとしてこうした人を引き継ぐにあたってどのようなことに注意が必要でしょうか。またチームづくりの中でケアマネジャーにはどのような役割があるでしょうか。

ケアマネジャー：私はいつも、**「自分は認知症をもつ人のこの先のことを知っているが、ご家族にとってはすべてが初めてである」**という認識を柱にしています。経験を重ねている医療者は、認知症をもつ人が疾患としてたどる経緯についておおよその予測はできます。しかし、それぞれの人が置かれている環境や家族の支援など、さまざまな要因によって絶対に同じ道はたどりません。**私たちは経験に従ってつい家族を納得させようという気持ちになりがち**ですが、そのたびに「そうじゃない。この人にとっては初めてなんだ」と思い直し、自分は一緒に考える立場であることを自覚するようにしています。

司会：では次に、施設でこうした方を受け入れるにあたっては、**看護師としてそれまでの情報をどのように得てどう介護職と協働しながら現場のケアに活かそうとされていますか？**

特別養護老人ホーム看護師（以下、特養看護師）：医療施設ほどに医療スタッフもおらず機器なども充実していない中で、この人が特養を選ばれたのはその人らしい生活を継続していきたいからだったと思います。**特養では主に介護職に支えられながら自立支援を行っていきますが、介護職は利用者の特質やその人らしさというものを掴むことに長けています。**

＊2：退院前に施設を交えカンファレンスを実施したり、施設スタッフに本人の様子を実際に見てもらい、入所後の生活をイメージした受け入れ準備ができるようにする。その際に重要なのは、現在より症状が進行したときの説明を主治医から行うことによって、予測できる事態を増やし想定内の対応方法を考えることを可能にしていくことである。

司会：こうした疾患をもつ利用者の受け入れに拒否反応を示す施設も少なくないと思いますが、懸念を払拭するためにはどうすればよいでしょうか＊2。

特養看護師：施設スタッフが最も不安に思うのは、急変時も含め症状が強く出るときにきちんと対応できるかという点だと思います。その人らしさを知ってケアをするためにも、病院や家族と思いを共有することが重要です。

司会：行動障害があるなど集団生活が難しい人の場合、施設を探すことがとても大変です。医療者を含むケアチームはまずその人や家族の気持ちや望みをよく理解し、疾患の状態や問題とその対処をきちんと整理したうえで受け入れていく必要があるでしょう。そのためには**入所に至る経過をどうやって捉えるかが重要であり、医師同士の診療情報提供書や看護師のサマリーを介し、あるいは病院内外を交えた多職種カンファレンスを実施していくことも必要だ**と思います。

＊3：例えば訪問看護指示書をもとに施設を訪問し、主治医に状況を報告して施設側ができることを提案するといったことが可能。

専門医：施設探しについては、しっかりしたチームができていれば受け入れ側が「こうしたケースは初めてだけど、一緒に勉強をしながら頑張っていきたいです」と思えるし、**看護師などが施設に出向いて支援していける**＊3でしょう。

ディスカッションから見えたこと。

- 当初の本人の意思とは異なる判断を家族が話し合って決めた。その選択に納得ができるように精神的なサポートを行う必要がある。
- 幼い子どもでも父の病状を医師が伝えることで理解ができる。父との最期の時間を有意義に使うことができた。
- 医師は厳しいことであっても正しく伝え、看護師やケアマネジャーなど多職種で患者や家族の気持ちを受け止め支える仕組みづくりが大切である。
- 医療者は自分の経験に従って家族を納得させる傾向にあるが、一緒に寄り添って考えていく存在になる必要がある。
- その人らしい生活を続けていけるようなケアを行っていく必要がある。また生活の場が変わっても情報共有などで継続したケアを行っていけるようにする。
- 胃ろうの選択は単なる延命措置と捉える時代ではなくなってきた。選択したからこそ得られる家族との時間や趣味を楽しむ時間などについて伝える必要がある。

「食べること」にこだわる本人は、施設で最期を迎えたいだろう、と考える妻の希望を叶えた。

ポイント

● 24時間の中心静脈栄養がなければ低血糖を起こす可能性が高かった。
● 医療的管理も必要だが、生活面を最大限に尊重するという視点が重要。
● 大きなハードルがある中で施設とどのように連携していくか。

本人と家族について

本人（Dさん）は67歳の男性、脳梗塞と心筋梗塞の既往があった／主介護者は妻／60代前半にもの忘れがみられ始めた／レビー小体型[*1]と脳血管性認知症と診断された／妻のことを「ちゃん」づけで呼ぶほど仲がよく、妻の手料理を食べることが大好きだった。

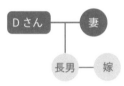

*1：脳変性疾患の認知症の中では、アルツハイマー型の次に多い。初期には幻視が特徴的であるが、進行に伴いパーキンソン症状が進行し、嚥下障害から誤嚥性肺炎を繰り返すようになることが多い。

経過

60歳	もの忘れがみられ始めた。
62歳	虫が見える、飲み込みにくい、流涎がみられる、言葉が出にくい、匂いがわからないと訴えたり、持病の薬を飲み間違えた。便秘があった。レビー小体型認知症、脳血管性認知症と診断された。外来のグループ活動で作業療法に毎週通うなど、それなりに楽しみながら暮らしていた。
64歳	不安と混乱が増し、不定愁訴も増えた。妻に依存する傾向があり、徐々に暴力的になった。妻の心理的負担が大きく、本人にきつくあたってしまうという悪循環になった。
65歳	ショートステイの手配ができず、妻は望まなかったが他に選択肢がないほど追い込まれ、精神科の認知症治療病棟に医療保護入院を余儀なくされた。精神症状があったので一般病棟ではみてもらえなかった。
66歳	自宅に試験外泊するが、自宅療養は無理と妻は判断した。特別養護老人ホームのロングステイを利用した。
67歳	特別養護老人ホームに入所するが、すぐに誤嚥性肺炎で入院した。拒否があるため一般科ではなく精神科に再入院した。経口摂取ができず栄養状態が悪化しているためCVポートを造設した。その後ポートは中止し、注意をしながら末梢点滴で経過をみた。低血糖のため血糖測定を1日に3回実施した。妻の希望により退院し元いた特養に戻った。5日後に死去した。

専門医：Dさんはレビー小体型認知症が主な疾患だった患者さんです。最期までそれほど記憶障害も強く現れませんでした。精神科の病棟ではありましたが内科の主治医がつく形での入院であり、精神症状のサポートとして精神科医が入っていました。本人は妻が来るたびに「ごはんが食べたい」と繰り返し言うのですが、内科医からは「気持はよくわかるがそうするのは難しい」と言われて、妻は療養型病院へ見学に行き一度は転院が決まりました。しかしこの医師にも「食べることは難しい」と告げられたため退院を選びます。**本人も家族もとにかく食べることにこだわっていました。**

特養ではポートが困難だったため、末梢点滴に切り替えての退院でしたが、やはりどうしても低血糖を起こしやすく、内科医や精神科医からは「もしかすると帰られたその日の夜に亡くなるかもしれません」と説明をして、覚悟だけはしたうえで帰ってほしいと伝えました。**それは、決して帰らないように説得するための説明ではありません。闇雲に希望をもつのではなく、そうしたリスクと背中合わせのうえで帰った後の時間を過ごしてほしいという願いからでした。**

司会：支えになったものとして、妻は**「希望」**を挙げています。そのために**ケアチームは何ができるのか。**誤嚥性肺炎での入院に関していえば、通常こうした患者さんが退院することは難しいと思います。

老年内科医：肺炎の治療が目的ですから、普通なら今回のように精神科に入るのではなく内科に行くと思います。その場合は退院は難しいでしょう。**揺れ動く家族や本人の意向を踏まえながら、このケースのような退院の判断を下すためには、内科医一人でその責任を負うことは難しい。やはりさまざまな職種が連携して継続的に患者・家族に接する中で、最良の結論を導き出す必要がある**と思います。

司会：特に看護師は病態の理解もしつつ本人や妻の気持ちに寄り添うことができる立場にありますが、その中で、**家族になんとなく「あきらめ」を誘導してしまうようなこと**はありませんか?

認定看護師A：入院に至る前に本人の精神症状が悪化し暴言を浴びせられたりした妻から、その苦しみについて聞いていました。自分が夫を看てあげたいのだが体力的にも精神的にも余力がなく、いったん療養病院へ入院したう

最期の場所として、妻が病院ではなく施設を選んだ意味

えで精神病院へ来たことに関し、妻には「自分が十分に看てあげられなかった」という自責の念がありました。「食事をちゃんと食べさせてあげたい」というのは、こうした経緯があったからこその強い希望ではなかったかと思います。退院ができたのはそうした事情を聞き入れてくれた人がいたからこそ叶ったのでしょうし、それには日々の面会の中で妻が大切にしている気持ちを「聴く」というかかわり方をすることがとても大事だと思います。

司会：認知症をもつ人の家族には、本人に対し「あのときこうしておけばよかったな」と思っておられる方がすごく多いですね。できるだけそのような後悔がないようにするためには、やはり初期から終末期を見据えたかかわりをしっかりとしていく必要があるのだと思います。

認定看護師B：どんなかたちで最期を迎えようとも、ご家族には必ずそうした後悔がつきまとうものですが、私たちのかかわり方次第でその後悔の深さや大きさを変えることができるのだと思います。

司会：特養の側にとても理解があり、おそらくそこでも食べることは難しいだろうとわかりつつも、「食べたいと思うときが、食べられるときですよ」とDさんと家族の希望を深く理解し、受け入れてくれました。

特養看護師：特養は生活の場という側面が強いため受け入れができたのだ

と思います。食事は生活の要素でも大きい部分を占めるため、「食べることができるかも」という思いは、この人らしく生きるための支えになったのでしょう。

司会：食べたいという希望がありつつ、実際には難しいだろうことがわかっている場合に、**どのように最期まで食事を楽しんでもらうか。介護をする立場から気をつけていることはありますか？**

認知症ケア専門士：終末が近づくにつれ、食べるか食べないか、どんな量を食べるかに私たちは注意を傾けがちですが、そうではなく「**お楽しみのために食べる**」という視点からケアを考える発想も必要かと思います。**量だけでなく口に食べ物を運んで味わう喜びにこだわるのもよいのでは**と。中には病院では栄養ドリンクしか飲まなかったのに、施設に場所が変わるとすごく食べるようになったりする患者さんもいるので、先入観にとらわれず、いろんなことにトライをしてみるのも大事だなと思います。「何も食べないだろう」と思い込まないで、例えば「1回お寿司でも出してみる？」とか（笑）。

特養看護師：施設が食事を促していけるような環境づくりとして、例えば**食事形態の幅を広げていくようなこともできる**でしょう。

ケアマネジャー：**何が起きてもおかしくない状態で退院してくる利用者を引き受けるのは、多くの受け入れ側の施設やケアスタッフにとって怖いことだ**と思います。私自身、ケアマネとしてそうした患者やご家族のどのような難しい希望にもできるだけ実現に近づけるようにサービスを整えることが自分の仕事だと思いつつ、**正直な気持ちとしては不安がとても大きいです。**

司会：そう考えると、**送り出す側である病院の医師や看護師、そして受け入れる側の施設の看護師などの前向きな態度がケアマネの背中を押すことにつながる**と思います。**ケアする者が尻込みしないためにできることは何でしょう**うか。

専門看護師：施設や病院につないでいく際に、「**私たちが一番すべきことは、患者にとって最後の時間をどう過ごしてもらえるかを考えること**で、本人がはっきりと意思を示して希望されたことをどうやって叶えられるかを一緒に考えていきましょう」と**送り出す側としても支えになること示せるような連携が大事**ではないでしょうか。引き継ぐ先に任せてしまうのではなく、**自分**

たちが経験したケアの工夫を具体的に提案するなど、自分たちにもできると思ってもらえるような働きかけが大事だと思います。

司会：送り出す側も継続してフォローをしていく姿勢を示すことで、リスクを丸投げされたような受け止め方を避けることもできますね。

専門医：このケースの場合、具体的には送り出す病院として受け入れ施設でどのようなかかわりができるかをかなりしっかりと議論しました。特養に戻ることになったきっかけは、妻が看護師に対して「病院では食べることは難しいですよね。それなら、こっそりアイスクリームでも持ってこようかなと思ってるんですが……」と相談したことから始まったのですが、これを受けて看護師が動き出し内科医に働きかけたところ、理解を得て末梢の点滴に切り替える方向で可能になりました。また、受け入れ先の看護師の勤務形態も聞いて可能な時間帯だけ CV ポートを設置しようかという案も挙がりましたが、そうなると血糖値の差が大きくなるから、やはり末梢点滴だろうといった試行錯誤を繰り返し、双方の看護師が少しでも安定した状態で移行するための話し合いを行いました。

　結果として妻がどのように感じていたかについては、私たちの事前の説明をどれだけ理解してもらえたかが重要なのですが、こんなことをおっしゃっていました。「先生からは数日しかもたないと言われていて、実際に5日で亡くなりました。でも本音では、そうは言ってももう少し長くがんばってくれるだろうと思っていました」と、笑いながら話してくれました。

ディスカッションから見えたこと。

● 本人や家族の望む生活を最期まで送るために、生活の場を選択していけるようにする必要がある。

● 一方で医療的な側面から予想されるリスクも理解したうえでの選択になるようにサポートする。そのためにも多職種での継続したかかわりが必要である。

● 認知症患者の家族には「もっとこうすればよかった」という自責の念がある。公開がないよう、初期から終末期を見据えたかかわりが必要。

● 大きなハードルがあると受け入れる側も不安が大きい。送り出す側も具体的なケアや病状の説明などを行い、受け入れる側の支えになるようなかかわりが必要。

● 患者の状態によっては食事を「栄養を摂るもの」という視点から「楽しむためのもの」という発想の転換もできる。先入観にとらわれずにトライしてみる。

本人は最期を自宅で迎えたかったが、経過の中で 気持ちが揺らいでいった娘をチームで支えた。

ポイント

● 短期の精神科入院中に退院後の自宅療養に向けた家族の協力をどう得るか。

● 長い在宅療養期間を「看取りの準備期」として支えるケアチームのかかわりはどうあるべきか。

● 在宅で看取ると決めていても本当の覚悟は難しい。揺れる家族を誰がどのように支えるか。

本人と家族について

本人（Eさん）は84歳の元自営業で娘と2人暮らし、夫はすでに死亡していた／60代後半に喜怒哀楽が激しくなり、寂しさから犬を飼い始めた。アルツハイマー型認知症の診断まで3年かかった／娘は介護に専念するため退職してしまい自宅での介護生活が始まった。しかし本人の娘への攻撃が激しく、トラウマになるほど心身ともに疲れ切っていた。

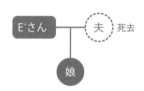

経過

69歳	姉の葬儀をきっかけに徐々にもの忘れが激しくなった。生活にも支障をきたし不安が強くなった。意欲が低下し、入浴が面倒になった。
71歳	喜怒哀楽が激しくなった。介護に専念するため娘が退職した。寂しさから犬を飼い始めた。アルツハイマー型認知症と診断されドネペジルの服用を開始した。
73歳	感情の抑制がきかなくなり、失禁、電話のかけ方がわからず娘への攻撃性が高まった。娘の負担が増大し精神科認知症治療病棟に入院した。薬物調整と在宅サポートを整えた。自宅に試験外泊ののち退院した。デイサービス、ショートステイ、訪問介護を利用した。
75歳	MRIで側頭葉と前頭葉萎縮の進行、両側大脳白質に虚血性変化を認めた。
77歳	要介護4。骨折して車いすの生活になった。
79歳	要介護5。むせ込みや体の傾きがあり、進行期に移行した。ミオクローヌス、日中に居眠りがみられた。
81歳	嚥下困難、意識消失、不随意運動、発熱が増えた。

82歳	尿路感染症を繰り返した。ミオクローヌス、意識消失も増え、ST の訪問リハビリを開始した。
83歳	誤嚥性肺炎で入院した。経口摂取できないと言われた。
84歳	入院を繰り返し、最期は自宅で死去した。

ディスカッション

専門医：E さんは入院までまったくサービスを受けていなかったため、介護に熱心だった娘は切迫した状態にありました。このまま**サポートなしに自宅で看続ければ本人も娘も共倒れになってしまう**だろうという判断で入院を勧めました。**入院後は急遽介護保険を申請し、介護度が認定されサービスが整った 2 カ月後に退院**となりました。入院前の精神症状が激しい方は自宅へ戻ることが難しいケースが多いのですが、**自分でしっかりと看てあげたいという娘の思いが強いこと、ケアチームのサポートが充実していた**（図1）ため、とても望ましい経過をたどった例です。最後は誤嚥性肺炎や尿路感染を繰り返しましたが、チームがしっかり対応したため、**いずれも短期間の入院で済み、治療が終われば自宅へ戻るという流れをつくること**ができました。

　特徴的な状況としては、**かかりつけ医も熱心に往診をこなしており、半年ごとに娘がその診療情報提供書を私のところへ持参し、治療の状況や本人の状態などを知らせてくれました**。これを受けて私は**認知症専門医として対処方法などのアドバイスを伝え、かかりつけ医には今後予想される症状に応じた薬剤選択の支援を書面で実施**。これを 2008 年から 10 年近く続けました。

　つまり、かかりつけ医が認知症を専門としていなくても、このようにチームでしっかりとかかわることができたよい例でした。

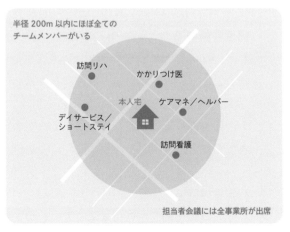

半径 200m 以内にほぼ全ての
チームメンバーがいる

訪問リハ　　　かかりつけ医

本人宅　　ケアマネ／ヘルパー

デイサービス／
ショートステイ

訪問看護

担当者会議には全事業所が出席

図1　「ご近所さん」によるサポート体制で迅速対応

司会：こうしたケースは珍しいのでしょうか。

専門医：かかりつけ医が診療情報を添えた本人の状況を医療面で知らせてくれるようなことはあまりないと思います。

司会：最期を迎えたとき**自宅で看取る**のことに恐怖心をもつ娘は、家よりも**病院がいいのでは**と迷っていましたが、かかりつけ医が「病院ではあなたのようにお世話ができないだろうから自宅で看取りましょう」と背中を押しました。**訪問看護師**もどのような体の変化が起きるかなど、心構えとなる知識や情報を伝えるなどしながらサポートを続けました。亡くなる1カ月前までデイサービスに通っていたので、何かあったときの連絡体制も万全にしていました。

老年内科医：このケースのように、症例としてはオーソドックスなアルツハイマー型認知症であっても、**家族としては地域包括ケアの仕組みが用意されているにもかかわらず、最期は病院で迎えるほうがよいのではないか**と不安に思ってしまう。しかし本人はこうした場合の多くは自宅で息を引き取りたいと考えており、このギャップが現在の現場が抱える問題と言えます。**われわれチームには一体何が足りないのか**を考える必要があります。

司会：このケースはその「**何か足りないもの**」を**カバーできた好事例**なのですね。娘は当初、躊躇しながらも医師の勧めで精神科への入院を決め、限界寸前だった大きな負担から解放されたわけですが、**2カ月の入院期間**でなんとか退院できるようにするため、**病棟ではどのようなケア**をされたのでしょうか。

認定看護師B：大事なのは、**家族には休息が必要だけれど、介護から離れてしまわないこと**だと思います。**本人がいない生活に慣れてしまうと、自宅に帰ることが困難になる**からです。そうならないためには家族とこまめにコンタクトをとらなければいけません。また、本人のADLが低下しないことが大前提であり、**たとえ身体が弱っていても家族の介護によって自宅で生活できるだけの力を残した状態にしていく必要があります。**

認定看護師A：この「**家族が離れていかない**」ために看護師がすべきことは、まず**入院の目的を明確にすること**、そして**期間的な目標設定をはっきりと示すこと**だと思います。また、入院時に本人がどのような状態でどのような生

活を送っていたかを入院前のサービス担当者などがしっかりと病棟に伝え、スタッフ間で共有していくことも、皆が「元の状態にして戻すんだ」という意識を持つうえで大切なことですし、それによりプランも立てやすくなるでしょう。もう一つ、**家族へのこまめな連絡については、コロナ禍であっても電話やWebを利用すればいいですね**。私が担当するある患者の家族は、来院しても面会ができない今の状況でも、**ここに来るだけで本人の存在が感じられて安心だ**、とおっしゃって帰られます。もちろん反対に、退院できないほど衰えてしまうのではないかと不安になる人もいるわけですが、いずれにしても**患者の状態をできるだけ家族にとって希望の見える形で伝える**ことが重要だと思います。

司会：それから、入院によってADLが落ちることについては定説のようになっていますよね。

認知症ケア専門士：介護士同士の話でも「入院するとオムツで帰ってくるよね…」ってよく話すくらいです。この病院に入院される患者さんは家族がもう介護できないとか施設が対応できないような方が多いのですが、やはり**一定のADLを保てれば、なんとか自宅や施設に帰っていただけるんだろう**と思っています。そのために必要な病院スタッフの役割は、医師の処方薬の調整や、入浴に向けた働きかけ、誘導時の声かけの工夫などのケアプランをしっかりと立てることではないかと思います。つまり、**入院中のあいだに退院後を引き受ける家族や施設のケアの形をいかに探り、確立していくことができるか**、です。入院が長くなればなるほどそうした働きかけが難しくなる傾向にありますので、ADLが落ちないうちになるべく早く取り組むことも重要だと思います。

司会：そうした理想とはうらはらに、現実的には本当に家族が安心して納得できるようにすることはなかなか難しいと思います。また、病院としては介護保険もあるし訪問介護だって入るのだから大丈夫だろうと送り出してしまいがちかもしれません。**退院後にケアプランをたてるケアマネの立場としては、家族が退院後の生活をどのようにすればイメージできるか**などについて気をつけていることはありますか？

ケアマネジャー：初めての介護保険を利用する方かどうかなどによって、家族の受け止め方はケースごとにさまざまですが、**退院後にその家族が時間的・経済的にどの程度まで本人を支援することができるのか**が大事です。多

くの家族は 24 時間つききりとなることは望まないので、「可能ならデイサービスに」という話になりがちですが、**できれば ADL に応じてヘルパーさんと一緒に本人が食事をつくったり買い物に行くという選択肢もあることを説明**します。病院との連携に関しては正直なところ書面上だけで終わっていることも多いと思います。退院時のサマリーを見ても「できる・できない」のチェック項目があるだけで詳しい状況が記されていないのが現状だし、ケアマネ側に問題意識がない場合も多い。そんな状況かつ**限られた時間の中で忙しい病棟の看護師と情報をやりとりする際には、自宅に戻ったとき生活上最も困ることは何かを見極め、そのためのポイントを絞って聞く段取りが必要**です。

司会：**病院の看護師としては、こんなふうに周囲のさまざまな人から、自分たちが忙しくしているので連携が雑になったりしている、と思われている**ことを知ったほうがいいのかなと思ったりもします（笑）。ケアマネさんも同様に多忙の間を縫って一つのケースのためにアプローチしてくれるわけですし、**互いに時間を有効に使えるよう病院側の「伝え方」にも配慮の必要がありそう**です。

専門看護師：もともとケアマネが入っているケースもすごく多いと思いますが、まずは**本人と家族が何を大切にしながら生活をしていのるかを病院側にもっと強くアピールしていい**と思います。例えば「以前はできた排泄ができなくなると家では介護できなくなるので、そこは絶対に落とさないようにお願いします！」とか、本当に言ってほしいですね。また、**本来なら入院時に自宅での介護状況を聞く際に、病院側から ADL 維持のためのポイントを聞き出して押さえるべきなのでしょうね。**病院も最近は退院前・退院後訪問ができるようになっています。それは「とにかく家での生活を見なさい」という流れからなので、こうした機会をうまく利用するなど、**どうにかして情報収集していくことが重要**だと思います。

司会：このケースではそうした面でも理想的な連携がとれていましたが、それでも娘は看取りを見据えた退院に不安を抱えていたわけですね（図２）。**ケアチームに見えているものが家族には見えないし、ベースとなる医学知識もないことが普通**です。これにはどのようなサポートが可能でしょうか。

特養看護師：特養の場合、入所者の苦痛に関心を寄せることがとても多く、最期を迎えるにあたりどうすれば苦しまずに過ごせるようにケアできるかを考え、解熱の対応や点滴の使用も苦痛を最小限にしたいということも含めて

E さんが最期を迎えたときの状況

・毎日の末梢点滴、痰の吸引が頻回に → 最後の花見をする
・38.1℃、血圧 80、SpO$_2$ 測定不可、下肢チアノーゼ、頻回な痰吸引 → 予後は 1 週間程度の見込み
・状態が徐々に低下し、呼吸の乱れや血圧低下がしばしば。娘は夜中に目覚ましをかけて吸引、清拭、タッピング時に「痛い？」と聞くと「うん」と言われたり、呼吸状態の変化でおむつ交換も怖くてできなかったり、「様子が違う」と言って不安で泣いていた。

娘：「口では食べられないですね。家で酸素投与をするのは無理、最期は病院のほうがいい…」

かかりつけ医：「病院ではあなたほど世話ができない。自宅で看取りましょう」

訪問看護：「"身体の変化が起こることや、受け止め方の心構え"をまとめたパンフレットをお渡ししますね」

デイサービス：「急に何かが起きてもおかしくない状況のため、連絡が取れるようにしてくれれば利用しても大丈夫です」（→ 亡くなる 1 ヶ月前まで利用した）

図 2 「本当の覚悟」は徐々に……

実施しています。例えば点滴が多すぎると痰が増えて誤嚥して肺炎にもつながるので呼吸状態をみて医師とも相談しながら行います。**経験の長い看護師であれば家族を安心させるために、「この状態であれば本人はそれほど今苦しまれていませんよ」と伝える**などを心がけているようです。また、家族からは「家ではなくここで看取りたい」と言われることが多く、日ごろから**ちょっとした変化もお伝えする**といった**積み重ねから得た信頼**があったうえでのことなのかなと思います。

司会：**長い経過の中で積み重ねてきた信頼がもたらす家族の安心**というものは、施設だけでなくすべての看取りの場の基本だと、改めて感じました。

ディスカッションから見えたこと。

●在宅生活を継続していくためにも、家族の介護があれば生活できるように患者のADL を維持していけるようかかわらなくてはならない。

●そのためにも入院の目的を明確にし、期間的な目標設定をはっきりと提示する。家族とのやり取りも密に行い状態を見える形で伝える。

●ケアマネジャーを中心に自宅に戻った際に困ることを見極め、ケアスタッフとも共有し ADL を維持する。

●病院も退院前後の訪問などから情報収集を行い、継続したケアができるよう連携をとる必要がある。

●医療者は家族が安心できるような声掛けや説明が必要である。そのためにも日ごろのケアからの信頼関係の構築が必要である。

献身的な夫の介護のもと、レビー小体型認知症が緩徐に進行する中で、末期大腸がんが判明した。

ポイント

● きわめて介護に熱心な家族をどのようにサポートするか。

● 徐々に進行する認知症の長い経過の中で、終末期が突然訪れたときにどのような対応が必要となるか。

● 本人へのケアが介護から医療へシフトする中で生じる介護者の喪失感をどう受け止めるか。

● 老老介護で献身的な介護をする家族に集中する介護負担をどうとらえるか。

本人と家族について

本人（Gさん）は女性で64歳のときレビー小体型認知症を発症した。パーキンソン症状を中心とした生活上の問題を抱えていた／主介護者は夫で、ケアマネのようにプランを立て献身的に介護していた。娘が近所に住んでいるが夫はほとんど直接的な介護をさせなかった。しかし末期がんが判明して徐々に娘主導の介護に移行した。

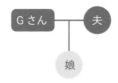

経過

64歳	もの忘れが始まり、洗濯機が使えない、趣味の踊りが覚えられないなどの症状が現れ総合病院の精神科を受診した。MRIで問題は見つからなかった。
65歳	訪問リハビリを開始した。家事ができない巧緻運動障害、四肢振戦、レム睡眠、つのる行動異常、動作緩慢、小刻み歩行が顕著となった。夫が「介護は自分でしたい」と勉強し、早期からリハビリなどのサービスを利用した。
66歳	別の総合病院を紹介受診した。パーキンソン症候群と幻視があり、レビー小体型認知症と診断された。
67歳	夫の希望で認知症疾患医療センターのある別の総合病院を受診した。夫の主導で訪問看護、訪問介護、福祉用具、レンタル車いす、シャワーチェア、浴槽台、住宅改修などのサポートを整えた。
69歳	肝機能数値上昇のため精査を実施した。訪問歯科を開始した。嚥下機能の評価を行った。
70歳	さまざまな工夫をしながら自宅で介護した。訪問入浴なども自分でしたい

71 歳	熱発が持続し入院したところ、上行結腸がんによる多数の腹膜播種・がん性腹膜炎と診断された。小腸瘻人工肛門およびCポートを造設し退院した。この頃より医学的処置が増え、介護のキーパーソンが夫から娘に移行した。夫には自分にできることが少なくなった寂しさや戸惑いがみられた。STによる嚥下訓練を開始した。
72 歳	点滴などの作業が増えて娘中心の介護になり、夫は傍観することが多くなっていったため、最期に夫があまりかかわれないままGさんは死去した。

（※冒頭の行）ため断るなど、夫主導での介護が続いた。

ディスカッション

専門医：Gさんには経過表の「2010年：別の総合病院を受診」のところからかかわり始めたのですが、がんの発症を除けば典型的なレビー小体型認知症の経過がみられました。**主介護者の夫がとても勉強熱心で、わざわざ病院を変えた理由は、診断も治療もきちんとしてもらったが、自分が介護するために必要な説明を納得のいく形で得られなかったからでした。**

　ただ、当院に来て早々にパーキンソン症状が悪化し、抗パーキンソン薬を用いると幻視が増強[*1]したり、また自宅に段差があるため家を出て通院すること自体に困難が生じるようになったため、およそ2年間は往診医に引き継ぎをして診てもらうことになりました。その間、その医師と手紙を通じて介護などの説明などを行っていました。

司会：このケースでは、**早期から夫がまるでケアマネジャーのようにケアプランをたてて介護を主導**していました。とにかく自分が大事に妻を看るのだという強い気持ちがあったのですが、**最終的には身体疾患（がん）によって介護のキーパーソンとしての立場は娘に移行し、喪失感をもつことになります。** これについてケアチームにはどんな対応ができたか、また「献身的な介護」の裏返しでもある介護負担の集中を避けるための、初期からのかかわりについて考えたいと思います。

ケアマネジャー：このケースほどではなくても、ヘルパーなどに入ってもらいたくない、自分が介護をするという家族はおられます。もちろんそうした意思を尊重して後押しできるように考えますが、**常に相談の受け皿として「もししんどくなったら、こういうサービスがいつでも使えますよ」と伝える**ようにします。自宅に伺った際に家族の体調や発する言葉がいつもと違っているなどに気づいて、気持ちの流れに変化がないかを感じとることが大事です。負担が重なって限界が来てからではサービスに入りにくくなってしまう

*1：レビー症体型認知症では薬剤に対し過敏に反応する患者が多く、抗パーキンソン病薬で幻視が増悪したり、少量の非定型抗精神病薬でパーキンソン症状が増悪することがよくみられる。

ので。ただ、基本的に本人やご家族が望まない介入をすることはできないので難しいところですね[*2]。このケースの場合、まったくどのサービスも利用されていないわけではなく、ケアマネジャーが適宜必要なものを提案していると思います。

最後の段階でケアの主導権が夫から娘に移行する経緯には、おそらくさまざまな事情があったのでしょうが、夫にしかできないことというのは絶対にあったはずだと思います。それをどのように周囲がサポートしていたかが気になります。

老年内科医：老老介護の場合、必ずいつかは自分ですべての介護を引き受けることができなくなります。だから本人が嫌がっている、家族が拒んでいるからといってサービスを利用することを医療者側が諦めてしまったら、その時点で介入する選択肢が完全に失われてしまいます。そうさせてはいけないという覚悟が必要だと思います。

認定看護師A：家族が自分の手で介護をしたいという気持ちがあることは大事にしてあげたいと思いつつ、負担が重なっているなと感じたときには本人の診察時に他のご家族にも来ていただき医師を通じてさまざまなサービスについて情報提供してもらいます。家族としても自身の介護に悔いを残したくない気持ちがあると思いますので。

認定看護師B：夫とは別に、介護を受けている本人はどのように感じているのかが気になります。看護外来で家族がすごく甲斐甲斐しくしていたとしても、本当は本人がどう思い誰に介護をしてもらいたいかを、聞いたり様子から感じとることが大事です。

認知症ケア専門士：ケアする側の自己満足に陥っていないかどうかが気になります。例えば自立して排泄できることがベストだからとの思いで無理やり立たせ、挙げ句にケガをするようなことがあってよいのか。たとえオムツを使用していても本人にとって安楽な、その人に合ったケアの方法を考える必要があると思います。

司会：確かに主介護者が「正しいこと」にとらわれすぎてしまっている場合があるかもしれず、私たちはやはり本人にとってどうなのかという視点で見方を変えてみることも大切ですね。

認定看護師Ａ：こうすれば安全・安楽にケアできますよ、という見本を示して一緒に実施してみることなどによって、家族自身のものの見方を変えるきっかけになるかもしれませんね。「ああ、このほうが楽だな」とか「本人がうれしそうだ」という成果を感じ取ってもらえると、自分のやり方だけが正解じゃないんだと気づけるのではないかと。

司会：ケアの主導が娘に移行していった件ですが、私たちは「理解力がなさそうだ」などの理由で、キーパーソンを自分たちで決めたりしますよね。それは重要なことではありますが、そうして決めた相手が、実際には家族同士の中で本人のケアを左右するキーパーソンではないかもしれません。あるいは本人にとって「いや、娘じゃなくて……」と思うこともあるでしょう。これについてはどう思いますか？

特養看護師：実際のところ、本人と一緒に病院へやって来た人がそのままキーパーソンになっている場合が多いんじゃないかと思います。本人やその家族にそれぞれ話を聞く中で双方の認識の食い違いがあったり、こちらもこちらで、多様であるはずのニーズが単純化されたかたちで押し付けられていたりする場合もあるかもしれません。

専門看護師：そもそも「キーパーソン」というのは何なのでしょう。私たちには「介護を一所懸命してくれる人」か、それとも「意思決定をしてくれる人」なのか。それは本人にとってはどういう人なのか……。このケースでこんなに夫が懸命なのは、これまでの夫婦の関係から何か背景があったのかもしれません。もしくは、単にもともと几帳面な人だからかもしれません。しかし一方で、娘にとってはもしかすると父親が母親の介護を抱え込んでしまったことで「自分が看たい」という気持ちや機会がずっと失われていて、最期にチャンスが訪れたことで父を置いてけぼりにしてしまったのかもしれません。そう考えると最終的に本人にとって「キーパーソン」は誰だったのか。それは状況に合わせて変化する場合もあることから、私たちには決められない気がしました。

司会：以前に、認知症ケアで特に家族支援の第一人者でおられる松本一生先生が、「家族はできる限り全員を巻き込んで、全員に同じ話をする」とおっしゃっていましたが、本当にそのとおりですね。家族関係がわからなければ誰に対するキーパーソンなのかがつかめないですよね。長いかかわりになるのですから医療者側もそうしたことを知っておく必要があるとも先生は言わ

れていたのが腑に落ちました。

認知症ケア専門士：病棟で働く中で、一人の患者さんに接することができる時間は限られてはいるのですが、**このケースで夫がケアの主導権を失い始め、戸惑いや寂しさを感じ始めたときに私たちに必要なのは、ケアというより対話だったりする**んですよね。

ディスカッションから見えたこと。

● 献身的な家族が自分で看たいという気持ちは尊重するが、いざというときに相談できる環境があることを伝えておく。また介護者の思いや体調など少しの変化も見落とさないようサポートする。

● 老々介護の先には必ず介護ができなくなるときが来る。そのため家族に負担が集中しすぎないよう、社会的サービスの利用を勧める必要がある。一方で家族にしかできないケアもあるため、後悔が残らないようにかかわっていく。

● 介護者の自己満足になっていないか注意し、患者の様子も確認しながら本人にとってよいケアであるか見ていく必要がある。

● キーパーソンは単に「介護を主に行う人」ではない。家族全員を巻き込んで決定しなければならない。

● 喪失感や戸惑いを感じている家族としっかり対話し、サポートする必要がある。

意味性認知症で主介護者は高齢の母親。激しい精神症状から長期の精神科入院を経て施設で看取った。

ポイント

● 特異的な疾患のため、本人の意思を尊重しながらかかわるといった通常の終末期プロセスがとれない。

● 疾患の特徴からくる次のような困難があった：周りの理解が得にくい、早期から会話ができなくなり本人の意思がわからない、社会的に迷惑な行為が多く警察沙汰になることもあり家族の協力が得にくい、施設から入所を拒否される。

● 主介護者の思いを尊重するために必要なことは何か。

本人と家族について

本人（Hさん）は男性で身長が180cmあった。40代のころに退職し以後派遣会社を転々としながら仕事をしていた。57歳のとき右側頭葉優位の意味性認知症を発症した。他者への迷惑行為が多く何度も警察沙汰になった／同居の母親は高齢のためほとんど介護できなかった／3人のきょうだいがいるが世間体を気にしてかかわりをもたず、弟のみ何かあった際の連絡係になっていた。

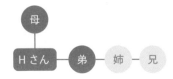

経 過

57歳	話し方がはっきりしなくなった。もの忘れがみられ、寿司に汁を付ける、外出先で他人（ホームレスの人や学生など）にものを買い与えようとする行為が常同行動になり、迷惑行為で保護された。
58歳	MRIで側頭葉の高度萎縮が認められ、意味性認知症と診断された。認知症疾患医療センターに紹介受診となった。PSWから地域包括支援センターに連絡、介護介入を依頼するがうまくいかなかった。会話の理解ができない、目の前にあるものを触る行動がみられた。ケアマネジャーの介入で要介護1認定、デイサービスの利用を開始した。
59歳	警察への通報騒ぎが起こった。兄弟は施設入所を考えるが母は「自分で介護したい」と言った。母の介護負担が大きくなった。要介護2。再び警察に保護され、その後すぐに万引きで逮捕された。障害年金の申請と取得。
60歳	万引きほか脱抑制的行為があり、自宅対応が困難になった。グループホーム入所適応の判断と脱抑制行為の治療のため、精神科認知症治療病棟に入

院した。要介護 4。入院中の常同化行動：主食しか食べない、ティッシュペーパーなどの異食がみられた。退院先を検討するが、病名と本人の体格の大きさから対応を懸念され入所を断られた。生活リズムが崩れてきた。

63 歳	特別養護老人ホームに入所した。食事は米飯以外の副食も摂るようになり、生活リズムが戻った。
65 歳	骨折を起こした。食事摂取量が低下、歩行障害がみられた。終末期ケアに移行し、施設で死去した。

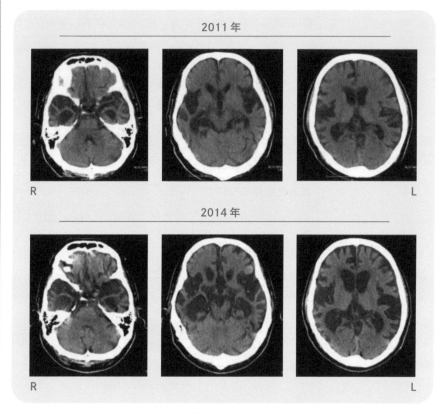

図 1　画像検査から見る病態の進行

*1：前頭側頭型認知症の中でも側頭葉の前方部を中心に萎縮を認めるものを意味性認知症という。左側頭葉優位例では、言葉の意味がわからない（○○ってなんですか？と聞き返すようなことが目立つ）語義失語を呈する。右側頭葉優位例では相貌の意味記憶の障害（顔を見ても誰かわからない）や、物品の意味記憶の障害を認める。

ディスカッション

専門医：H さんは、**前頭側頭型認知症の中でも典型的な右有意の意味性認知症***1 でした（図 1）。**とても精神症状が激しいことが多いのですが、おそらく発症前はとても人当たりのよい方だったと思います。というのは、H さんはこの疾患にしてはとても穏やかでおられたので。ただものすごくこだわりが強く、白米や牛乳のような「白いもの」しか食べず、トイレットペーパーまで口にしてしまう**ことがありました。こうした異食があると施設も受け入れが難しいため、病気が進行してかなり自発性が低下するまで病院にとどまり、

その後入所に至ったという経緯でした。本来ならもっと早期に精神科へ入院することになっていてもおかしくなかったのですが、**高齢の母がギリギリのところまで自宅で看たい**ということから自宅介護していました。

司会：この例のように本人に行動障害があり、その内容が社会的に疎まれる場合、**「これは病気なんだ」と言われても家族の気持ちとしてはなかなか納得ができるものではない**のが実情ですね。

認定看護師Ａ：難しいケースですよね。家族がきょうだいの場合はそれぞれの家庭もあり、社会的な面でのかかわりにより難しさがあっただろうと想像できます。きょうだいにも医師から、そうした「問題的行動」が病気によるものであることを説明されていたと思いますが、**診察を重ねる中で、同行する家族に時間をかけながら少しずつ受け止めることができるように働きかける必要**があったのかもしれません。

老年内科医：関係する家族が多い場合、**苦労が重なり「本人に早く亡くなってほしい」と考える人も中にはいます。**これをつい「ひどいことを言うな」と思いがちなところですが、よく話を聞いていると、実は幼いころに大変な虐待を受けていたりするようなこともあるわけです。しかもきょうだいの中でその子だけが親の介護をしていたりすることもある。そうしたことは普通なら外からはほとんど見えないため、**家族間や夫婦間のことは簡単に考えていると足元をすくわれます。**このケースでも本人と３人のきょうだい、母それぞれの関係がどのようなものだったのかが気になります。一つひとつの家族ごとの歴史を抜きにして、ただ「疾患を理解しろ」と言うだけでは難しい。話を聞く看護師は、少なくともまず早とちりをしないことだけは注意してほしいですね。

　こうした難しいケースの課題解決にはおそらく正解はないでしょう。その場合に**重要なのはプロセスを大切にすること**です。結果はともかく、**本人にとってはどうあることがよいのか、そのためにできることを多職種間でしっかりと話し合い、家族の背景を丁寧にくみとっていくしかありません。**

司会：もしかすると、本人が施設で穏やかに食事をとっているところを兄や母が目にすれば、その印象も違っていたのかもしれません。**ネガティブな出来事に困惑する家族に対しては、本人のよい面についての情報を伝え、知ってもらう努力を怠ってはいけない**なと思いました。

ケアマネジャー：Hさんは、私が病棟で働いていたころにかかわりがあった方でした。どのようにすれば食事をとってくれるか、いま可能な行動を維持して自身で排泄ができるようにするためにどうすればいいかを、看護スタッフがきめ細かくプランを考えながら、繰り返しカンファレンスを行っていました。白いものしか口にしないので、ごはんにいろんなものを混ぜ込んだりとか本当にみんな必死になって取り組んでいたのですが、最終的に特養へ入所されたその夜、普通に出された「色のついた」食事を躊躇なく食べられたと聞いたときにはスタッフ全員がびっくりしました。環境が変わることがその人にとっていい方向へ向くことがあるのはわかっていますが、一方でそれまで自分たちが行ってきたことをどう考えるべきかについて話し合ったことを思い出します。

　前頭側頭型認知症をもつ本人を在宅で抱える家族は、いったいどうすればいいのかについては答えがありません。このケースでは家族が「警察沙汰や行方不明での保護を繰り返す原因が、こんなに若い人にも起こる認知症という病気だとわかっただけでもほっとした」と語っておられました。診断がつくまでの長い期間、この家族だけで本人と向き合ってきたのだということを私たちは絶対に忘れてはいけません。サービスが入る際、そこにかかわる者は家族が蓄積してきた数多くの疑問や不安をまずきちんと受けとめ、安心してもらうことから始めなければいけない。この方の場合も、そうした試行錯誤しながらの病院生活があってこその施設入所だったと思います。そこでようやく食事が摂れるようになったと聞き、私はそれだけで心底うれしくなりました。病院に入院することが家族にとって絶望のように思われることがないようにする役目が、チームでかかわる者にはあります。

認知症ケア専門士：この疾患をもつ患者は、発語がなかったり脱抑制が強いため、なかなか本人の意思がつかみにくい傾向にあります。Hさんの場合も表情がほとんどなく、気持ちや望みをすくい上げるのがすごく困難でした。こちらの想像や、家族の面会時に話される様子から推し量るしかなく、おそらく本人に沿ったケアはできてはいなかっただろうと感じています。「あのとき本当に食事をしたかったのだろうか」「あの食べ物を口に入れてほしいと思っていたんだろうか」など、後から考えることが多くあります。

　正解が見えない中でできることは、チームで繰り返し話し合って、カンファレンスのたびに皆が初心に戻って患者や家族の願いをとらえ直し共有していくことだと思いますが、悔やまれることがたくさんあるケースでした。

認定看護師B：直接かかわった方ではないのですが、施設に移ってすぐに食

事を摂られたことを医師から聞いたときに思ったのは「美味しかったんだな」でした。食べることって料理そのものだけでなく、その場の雰囲気でも美味しくなるものですよね。おそらく入院中はスタッフが「食べさせなければいけない」と躍起になっていて、楽しく食べるというところまでは至らなかったのかもしれません。Hさんにとって施設は食べることを楽しめる環境への移行だったんだなと思いました。

司会：疎遠となってしまったきょうだいのうち、かろうじて最小限のかかわりをもてた弟は、母に対して「兄貴は死んだものと思ってほしい」と語っていました。でも最期の最後になったとき母を連れて施設にやって来たことがありましたが、それは本人に会わせるためではなく施設の人々に挨拶を言いたいから、という理由でした。スタッフは「母親として息子の最期には立ち会ったほうがよいのでは」と繰り返し勧めましたが、弟が「変わり果てた兄を見せても…」と拒んだため実現はしませんでした。スタッフとしてはその「会わせたい」という自分の気持ちをどうすべきだったのでしょう。

特養看護師：その人の事情というものが最も大事なので、会いたくないのであればそれを尊重すべきではないかと私自身は思います。家族それぞれの事情がある中で、疾患があって入院していても会いたくないというのには、よほどの事情があるのかなと思います。“会えばよかった”という方向だけからサポートする必要はあるのかなと。

専門看護師：母はどうしたかったのか、が一番気になりました。施設に来た際にそれを聞き出すことができればよかったのかなと思います。また、弟が「今の姿を見せたくない」と思ったとありますが、もし母がHさんを見たらどんな思いをすると考えているのかを聞いてみることで、その場で母自身の気持ちも確かめられたのかもしれません。そのうえでスタッフは本人にとって母と会うことがプラスになるのか、そうでないかを検討するとよかったのではないかと思います。

司会：弟は以前から施設には支払いのために来ることがあって、スタッフが毎回勧めても本人と顔を合わせないことが多かったです。

専門看護師：自分もHさんのことを受け止めきれない何かをもちながらも、そうして来てくださる弟さんはすごく立派だと思いますが、家族みんなで疾患の性質を踏まえた本人への理解がなされないまま、なんとなく最期を迎え

てしまったことについては、考えさせられます。

専門医：亡くなる直前は通院もできなかったので、私は直接本人の診察をしていませんでしたが、一般的に見て家族関係がものすごく悪いケースというのはそれほど珍しいわけではありません。ですが、**終末期に入って最期のときに少し看取りの時間を共有することで、自身の気持ちに折り合いをつける**ことができる介護者も何人かはおられます。なのでどんなに本人との関係が悪くても家族には患者の状況を伝えて、会える状況にあることやできれば面会してほしいというこちらの考えを示し、そうできるよう「窓を開けておく」ことが大事だと思います。

認定看護師A：そうですね。周囲としてはその人の気持ちを考えたつもりで配慮するしかないのですが、**それでもやはり本人自身に聞くことは絶対に忘れてはいけないこと**だなと思います。また、患者を取り巻く**家族それぞれに立場があるので、問題行動があったときに具体的にどのような受け止め方をしてきたのか、それぞれから確認ができれば**いいですね。最期に母と会っていただくかどうかは、ショックを受けないように**本人の状態について事前情報を丁寧に伝えたうえで母の気持ちを確認する**ことが必要です。

ディスカッション**から見えたこと。**

● 家族間の問題は、他者には判断できない問題を含んでいるケースも多い。医療者は家族の背景や、問題に至ったプロセスを丁寧にくみとっていく必要がある。

● 特異な疾患では、本人の思いを直接くみとることができない場合もある。医療者はチームで繰り返し話し合い、患者・家族の思いをとらえていけるように努める。

● 家族自身に疾患への理解がないまま最期を迎えるケースもある。疾患の特徴を知ることで思いやかかわり方にも変容が期待できる。

● 互いの関係がよくない家族でも、最期の看取りの時間を共有することで気持ちの整理ができる場合もある。面会の場を整えて選択ができるようにしておく。

妻が在宅を希望し、胃ろう造設後に施設へ入所。
身体症状で入退院を繰り返しつつ施設で看取った。

ポイント

● 短期間に繰り返す入退院に対してどのような支援ができるのか。

● 発語ができず本人の意思を確認できない場合にどう意向をくみとるか。

● 家族同士での話し合いは十分になされていたが、中心静脈カテーテル（Central Venous Catheter：CV）留置に難色を示した後も、入院加療を続けたことをどう評価するか。

● レビー小体型認知症の経過から CV 留置を避けられなかったのか。

● 身体症状をもちつつ、妻が望む老健で過ごすために病院と老健にはどのような連携が必要か。

本人と家族について

本人（C さん）は男性で 70 歳のときレビー小体型認知症と診断された。当初よりパーキンソン症状の進行がみられた／主介護者は妻で住まいは関東だったが、長女が近畿に住んでいることもあり発症を機に移住した／妻は在宅を希望するが最終的には施設に入所した。

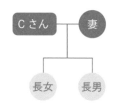

経 過

70 歳	レビー小体型認知症と診断された。関東郊外で暮らしていたが今後の病院通いが困難なため早めに関西に移住した。体操中心のデイサービスに通い進行を遅らせようと努力した。
75 歳	尻もちをつく出来事で体力に自身を失ったことをきっかけに ADL が低下した。パーキンソン症状が進行し、認知症対象のデイサービスに変更した。誤嚥性肺炎で入院したが治療後すぐに再燃するため、今後の意思を本人と妻に確認し、胃ろうを造設した[*1]（妻としては胃ろうをつけて自宅で介護をしたかった）。退院して老人保健施設に入所した。
76 歳	尿路感染症で入院した。その後は老人保健施設と自宅を行き来する生活になった。
77 歳	〈5〜7月〉要介護4認定を受け、間もなく5に変更された。発熱にて入院

＊1：レビー小体型認知症では、進行の過程で嚥下障害から誤嚥性肺炎を繰り返すようになることが多く、また胃ろうを造設しても経過の中で使用困難になることも少なくない。

し誤嚥性肺炎の再燃と尿路感染症の疑いから抗菌薬での治療が続いた。頻回の吸引と排便コントロールが必要になった。一時改善するがすぐに再発し、血圧低下により CV を留置した。その後再度改善傾向がみられたため CV を抜去し、老人保健施設へ退院した。しかし頻回に発熱を繰り返すために妻は自宅介護の自信をなくしていた。「これまでよく頑張ったので、(痰吸引のために気管切開するなどの) 延命は不要」と妻は語った。

〈9月〉誤嚥性肺炎で入院した。嘔吐があり再度 CV を留置し、改善したためリハビリを再開した。その後退院し老人保健施設へ入所した。妻は入院していたずらに延命治療が行われることを、本人が望むと思えないことから施設での看取りを希望した。

78 歳	入退院を4回繰り返した。インフルエンザや誤嚥性肺炎を発症した。老人保健施設は発熱があるたびに病院受診をしたりはせず、苦痛の緩和に努めるなど看取りの準備を始めた。
79 歳	敗血症で入院した。吸引は2〜3時間ごと、口腔ケアは1日6回必要なため施設で引き受けられない可能性もあったが、CV を留置し改善した。家族の強い希望で退院した。
80 歳	新型コロナウイルス感染の疑いで入院した (結果は陰性)。その後尿路感染・誤嚥性肺炎で再び入院した。妻はもう CV は使用しないと決めたが、末梢の点滴も不可能になった。血便がみられた。夜間対応ができないと施設が受け入れを渋るが、妻の「CV 挿入もいらないし、十分対応できなくてもよいから病院を退院したい」という強い希望で施設が入所を承諾した。入所後1カ月あまりで死去した。

ディスカッション

専門医：C さんはレビー小体型認知症で、初期からパーキンソン症状の進行が早かったものの、認知機能の低下はそれほどありませんでした。意思疎通もとりやすいため自宅で介護しながら、**今の暮らしをよりよい形で継続することを目的に胃ろうの造設を選択されました。**臨床的な意味で終末期に差しかかるのは 77 歳のころより誤嚥性肺炎と尿路感染症を繰り返すようになったときです。

認定看護師 A：C さん本人は意思表示がうまくできないけれど、こちらが話しかけたことについての理解はあったのでしょうか。

専門医：少なくとも胃ろう造設時くらいまで簡単な会話はできる状態でした。

司会：例えば**発熱があって肺炎がわかったとき、どこまで治療を行うのか**という観点からはどうでしょう。

認定看護師Ａ：入院をすればどうしても治療が行われますが、それに伴い点滴などで生じる苦痛の回避と命を守ることを天秤にかける中で、家族の選択は苦しいものだったと思います。**目の前でつらい思いをしている患者を思えば、抗菌剤を用いて症状を改善させることを選ばざるを得なかったのかもしれません。**

認定看護師Ｂ：そもそも入院をした時点で「治療」を拒むことは難しいですよね。

専門看護師：以前に別のケースで**誤嚥性肺炎の患者をみたとき、抗菌薬をいつまで使用するかというゴールを定めた**ことがありました。肺炎を繰り返す中でしだいに薬が効かなくなったとき、本人にとってのメリットとデメリットを検討し、**医師と家族とともに「次回肺炎を起こしたときにもう一度治療を行い、それでもだめだったらやめましょう」**という選択を考えたこともありました。

司会：その選択を選んだときにはどのような対応になるのでしょう。

専門看護師：**本人の苦しみを緩和するための方法として、例えば胃ろうから水分だけを補給したりする**ことがありました。

司会：発症を何度も繰り返す中で、ADL の低下があるにせよもう少しどのような介助の工夫が可能だったでしょうか。

認知症ケア専門士：レビー小体型認知症をもつ人にはパーキンソン症状のほかに便秘傾向などもあるので、予測できる症状の進行を念頭に入れながらリハビリなどの介護をしていますが、その際に**どこを終末期と考えるか**という問題があります。**食事の形態が一段階下がるごとに、スタッフの意識を統一していく必要がある**と思います。

司会：難しいところですね。排便コントロールと食事、パーキンソン症状があっても座位を整えたりといったことを丁寧に行いながらも、どうしても病気への対応がメインになってきてしまいます。その、「どこを終末期とするか」の判断ですが、このケースでは具体的にどこにあると考えればいいでしょう。

専門医：この家族にとっての本当の終末期は 80 歳のときだったと思います。**認知症の場合、例えばがんの終末期のような段階に至る前に、さまざまなことを何度も決断していくプロセスがとても重要です。**医学的な意味での終末期は最後の数日であったとしても、そうではなく**命をつなぐという意味でのスタートとして「終末期」をとらえた場合、胃ろうを造設するかどうかを考える**ところから始まります。

　Ｃさんはレビー小体型認知症をもつ人としては典型的な最期を迎えられました。胃ろうをつくるかどうかを選択することによってその後の終末期のあり方が大きく変わってくる状況でした。「つくる」という選択をしたおかげで、その後しばらく在宅で生活できる時期がありましたが、**もしかすると妻には胃ろうによって"食事の飲み込みについての問題がスッキリと解決するんじゃないか"とか、"痰の量が減り誤嚥して熱が出ることもなくなり、もう少し長く生きられるのではないか"という期待があった**かもしれません。

　結果として胃ろうがあってもやはり誤嚥や感染が生じたことで、そこからようやく家族にとっての終末期が始まり延命の段階として意識されたのだと思います。こうしたことから、**医療者と家族の間の認識にはどうしても乖離が生じるため、さまざまな決断をその都度繰り返していくことがとても大事**です。

司会：さきほど専門看護師の立場から話された「ゴールを定める」といった対応の可能性を考えると、77 歳のあたりでもう少しじっくり家族と話し合いができてもよかったのではないでしょうか。

専門医：その段階では、家族および内科の主治医と戻る予定の施設との間で「どうすれば施設で暮らせるか」が焦点として話し合われていました。そのためには早く治療を終える必要があったわけです。むしろこの段階で施設側にも自分たちが看取ることについて早めの覚悟ができていると、また違った形になっていたかもしれません。

司会：介護老人福祉施設でも最近では看取りと向き合うように変化してきています。現場の人はこうした人にどう接していけばよいでしょうか。

認知症ケア専門士：終末期に対する恐怖がありつつ、家族や患者の意向をどこまで納得のいく形で反映させながら最期を迎えさせてあげられるかが大きな課題です。例えば**食べられなくなっても食事を楽しめるよう味のついた棒を使って口腔ケアを兼ねたアイスマッサージ**[*2]を行ったり、これ以上は褥瘡

をつくらないようにと介護者は努力します。吸引時などは見ていてもつらい状況ではあるのですが。

認定看護師B：受け入れる施設のスタッフが、先ほど言及された大きな意味での「終末期」について理解していない場合、少し熱が出れば病院へ行きましょう、吸引が難しいなら病院へ行きましょうと言ってしまうでしょうね。家族がみてほしいかたちと、施設側の受け入れ姿勢とのあいだにも、やはりすり合わせが必要です。

司会：他の事例もそうですが、家族にとっては最期に向かってどのような状況になっていくのかというイメージがなかなかもてないものです。また、施設側もレビー小体型認知症の最期についての理解が必要ですね。

認定看護師A：施設側のスタッフに吸引を行う技術が行き渡っているかどうかによっては、その不安から入退院を繰り返すこともあるでしょう。あらかじめ病態への理解があれば、この施設のように誤嚥予防のマウスケアの重要性も周知できるし、体位も臥床よりファーラー位をとるようにしたりといった日々のケアを退院に向けて病院と施設の間で話し合えます。

専門看護師：この事例をみて思ったことは、どうして家族はCV留置に難色を示していたか、またなぜ施設での暮らしにこだわっていたのかがとても気になりました。おそらく最初は胃ろうをつけて家で介護をしたいという妻の思いがあったけれど、だんだん状況が進む中で、施設を家での暮らしのようにとらえる気持ちがあったのかと想像します。そうすると、病院でCV留置をしてしまうともう施設には戻れないという不安があったのではないでしょうか。
　家族と本人がどこで最期を迎えたいのかという話を、どの段階で進めていけるのか。このように入退院を繰り返す中で、医療者は何度も繰り返し意思決定の支援を行っていく必要があると思います。

司会：CVを処置するとちょっと状態が改善するので、そのたびに家族の気持ちや考えにも揺れが生じることもありますよね……。これはレビー小体型認知症のケアの多くに共通する困難な課題だと思います*3。

＊3：事例として振り返れば、身体症状や重介護の状態でありながら、病院と老健が連携を図り、妻の気持ちに寄り添うことができたと思えるケースだった。

ディスカッションから見えたこと。

● 意思の確認が難しい場合には医療者と家族の間の認識に乖離が生じやすい。さまざまな決断を繰り返していくために家族や患者の意思を反映できるかかわりが求められる。

● 医療の現場と介護の現場でできるケアに違いはあるものの、調整と話し合いを繰り返し、望む形での終末期を迎えられるように努める。

● 終末期が「いつ」であるかを決断するプロセスが重要であり、そこにはさまざまな選択肢がある。スタッフの意識を統一し決断を尊重してかかわっていく必要がある。

● 介護者にとっては初めて経験する家族の終末期であることをイメージする。先を見越した対応ができるよう、支援者は病態への理解を深め生活を支えられるようにする必要がある。

● 思いは揺れ動くものである。家族や本人がどのように最期を迎えたいかを繰り返し確認し、意思決定の支援を行っていく。

精神科の認知症病棟に入院していたが、本人の希望に沿った終末期ケアが行えた。

ポイント

● 精神疾患を抱える家族が、本人の望まないことを選択しないように考慮しながら、大きな決断を求められた。

● 本人の意思を確認することは実際に不可能だったのか。

● 単身での看取りのあり方として、入院でなく介護サービスを使うことはできなかったのか。

本人と家族について

本人（Fさん）は男性で72歳のときに妻が亡くなって以来単身生活だった。月20万円の年金があり経済的には安定していた／家族は統合失調症を抱えた長男のみで関係は疎遠だった（主介護者がいない状態）／74歳のとき空き地で石を積み上げる、小学生に大声を上げるなどの行動があり、民生委員が地域包括支援センターに通報した。その後も民生委員が年に1・2回訪問し見守りをするが、お尻に便がついたまま冷凍ピザをそのまま食べようとするなど生活破綻状態となり、地域包括支援センターに相談があった。意思疎通が難しく受診を拒否したため初期支援集中チームが訪問した。精神科病院に入院し前頭側頭型認知症と診断され、同時に末期がんが見つかり終末期を迎えた。

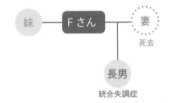

経 過

75歳	〈8月〉入院を頑なに拒否したため長男も判断に揺れた。エアコンが設置されて熱中症のリスクが低下したことから入院を見送った。その後、保健センター嘱託医による往診で介護保険の意見書を作成することができ、要介護1認定を受けた。認知症初期集中支援チームの往診医が訪問し採血を実施した。息子が声をかけると「大学まで出したのに就職もしない。16年間で3600万円もっていかれた」と怒鳴った。しばらく訪問看護で身体状況をみた。 〈10月〉近隣への迷惑行為、精神運動興奮、セルフネグレクトによる介入の拒絶と、身体機能悪化から病院へ救急搬送され、医療保護入院となった。入院直後に入浴介助したスタッフに礼節ある謝辞を示すなど人柄を感じさせた。前頭側頭型認知症および直腸がん全周性狭窄、尿管狭窄と診断された。長男

への説明と同意のもと、ストマ造設の方向で話が進んだ。手術検討のカンファレンスを実施した。ストマ造設後は、通過障害による苦痛緩和を目的とした病院での療養生活となり、施設退院は困難と伝えた。なんとか連絡がとれた本人の妹もこれに同意した。
〈11月〉腹腔鏡下横行結腸人工肛門造設術を施行するがステント留置ができず、余命が月単位であることが判明した。

76歳　〈2月〉ストマを触ってしまうためつなぎ服を着用した。しかし腹帯を気にしなくなったため腹帯のみにした。盗食や飲水不足などから見守りが必要となった。時折大声や奇行、興奮がみられた。食事はとれていた。その後、ストマパウチ周囲の炎症と肺炎が指摘された（転移性の疑い）。本人に苦痛の様子がみられるが、原因が肺炎か、がん性疼痛かは不明だった。
〈4月〉継続して認知症治療病棟に入院していた。緩和ケアチームも共同で診療を行った。「もう俺死ぬ」との発言があった。長男は精神状態が悪く面会にプレッシャーを感じており来院できず「病院に任せる。本人が苦しくないようにしてほしい」とのことだった。終末期カンファレンスで「酸素投与などが必要となるため個室対応に」「痛みの由来が不明だが疼痛をコントロールする」「行動の制止を控えアイス提供などを実施する」「栄養補給のための点滴は行わない」という方針を決定した。
〈6月〉長男に対し病棟から頻繁に連絡した。死去10日前に長男と妹夫婦が面会に来た。再度合同カンファレンスで看取りについて話し合った（本人が拒否することはしない。好きな飲物を確認しスタッフで共有するなど）。肩呼吸がみられるため家族に連絡した。息子と妹に看取られて亡くなった。家族は本人の爪やひげが整っていることを嬉しく感じていた。

ディスカッション

専門医：Fさんは前頭側頭型認知性で、入院に至るまでがとても大変な状況にありました。長いあいだ民生委員や地域包括支援センターがかかわっていましたが、**初期集中支援チームで対応したときには**、部屋に置かれているコップやペットボトルがきれいに並べられていたり、新聞がきちんと括られていたりする一方で、**家の中は蛆だらけでそのコップの上には死んだ小バエが積もっていたりしました。入浴も着替えも長期間していないため便が付着している状況でした**（表1）。

　世話をされることに対する本人の拒否が強かったのですが、**訪問看護師が毎日訪ねて安否確認をするうちに、少しずつ受け入れられるようになってきた**ので、**家での生活を継続したいという本人の意思をできるだけ尊重**していました。しかし夏を迎えてセルフネグレクトから脱水症状が現れたため、息子の同意を得て医療保護入院に踏み切りました。救急隊員も便まみれのFさんに対し真摯に対応し搬送してくれました。

　こうした入院までの経緯は本人の意思に反しており、非自発的な経過をたどっています。入院後はすぐにがんの罹患が判明しますが、本人の唯一の楽

表 1　初期集中支援チームの対応

＊1：玄関の前から悪
臭が漂い、多数のコバエ
が飛んでいる状態だっ
た。室内では布団が焦
げ茶色に変色し、着用し
ているズボンには便が
付着しており、体臭も極
めて強かった。

- 家屋内の悪臭がきつく、本人も体臭と口臭がみられた。＊1
- 来訪には拒否的だったが、家に入れてくれて牛乳などを出す礼節があった。
- 3年間入浴をせずセルフネグレクトがみられた。物の整理はできており銀行 ATM の操作も可能。ただし公共料金の滞納などがみられた。
- 何らかの精神疾患が疑われるため保健センターに相談するが「本人の了承がないので対応できない」と返答があった。
- 本人の了承が得られなくても対応できるため、家族の了解を得たうえで地域包括支援センターが保健センター担当者などを交えたケア会議の設定を要請した。
- チーム往診で何らかの認知症があると診断した。介護保険申請後、精神に強い訪問看護を導入し関係性の構築をしながら安否確認と精神機能の査定を依頼した。
- その後も悪臭が改善されない状況が続いたため再度初期集中支援チームが入った。
- 長男と相談し、医療保護入院の方向性が決まった。

＊2：前頭側頭型認知
症の特性から、特定の味
覚を好む傾向が見られ
る場合がある。

しみである**食べることを最後まで続けられるように QOL の維持を目的として息子の同意を得たうえで手術を行いました**。病棟スタッフは本人の希望を丁寧に聴くことを重ねながら、最期は「点滴をしたくない」という意思を尊重したり、亡くなるまで好物のアイスクリームやコロッケ＊2を食べられるように努めました。**入院の決定が本人の意思でなかったぶん、スタッフはできる限り F さんの希望に沿おうと頑張っていました**。

認知症ケア専門士：（外科手術を経て）病棟に来られたときは"つなぎ服"を着用した状態でしたが、**自分でトイレに行きたいという思いから怒声を上げられていたため、そのこと自体が不穏の原因になっているのでは**と考えました。また前頭側頭型認知症の症状が F さんにどのように現れているのかを探る意味もあり、まずつなぎ服の着用をやめました。

　F さんは例えばストーマの排便時に「痛いねん！」と大声を上げながらも、スタッフに手を出したりすることはほぼなく、皆から愛されるタイプの患者でした。カンファレンスでは受け持ち看護師が「**F さんができるだけ混乱することがないように心がけながら、この部屋で最期を看取ってあげたい**」という強い気持ちを語っていました。そうして亡くなる直前まで慣れた部屋で自分の好きなことをしながら過ごされました。

司会：激しい症状が出るかもしれない人に対して、病棟管理上の対応はどのようにされていましたか？

認知症ケア専門士：自室と食事の場を近くすることにより、移動の負担がな

く転倒を予防し、すぐにスタッフ駆けつけられる環境をまずつくりました。**本人が食事を食べられなくて部屋に帰るときも引き止めず、「もういいの？」と声をかけると「あああ、いいねん、いいねん」と受け答えがある、という程度のかかわりにしていました**[*3]。

司会：病棟での対応ルーチンに合わせて、そういうときに制止をしたりといったことをあえて行わなかったんですね。それが結果的にＦさんにとって望ましい（であろう）入院生活につながっていたと。何より本人がしたいことを支援し続けたことが重要ですね。

一般的に「認知症になると自分の意思を示せないのではないか」と思われがちですが、**行動や折々の発言などからその人が何を考えているかは読みとることが可能です**。Ｆさんの場合は具体的にどうだったのでしょう。

認定看護師Ａ：長い言葉は難しくても、例えばごはんを食べるために手術をするのだ、という説明は理解できるし、それについての意思を私たちに伝えることもできました。**「どうせわからないだろう」という先入観を捨て、どのように話せば理解できるかを考えながら「きっとわかるだろう」という前提で短い言葉で伝えることが大切**です。先のことについては、そもそも健常者であっても見えないものや経験のないことはわからないのは同じです。そんな場合はなるべく「少し先」の見通しについて話をしていくことで、**本人の意思を確認することができる**でしょう。

認定看護師Ｂ：この方は言葉よりも行動にこだわりがありました。**普段の暮らし方をよく観察することで、何にこだわりがありどんなことが楽しみなのかを察する**ことができます。例えば部屋はカーテンを閉めて照明も暗めにするのがＦさんのスタイルだったので、私たちもそれに合わせていました。

司会：そのように本人の生活に配慮をしながら、家族とも連絡をとってしっかりと看取りができたのですね。しかし**単身者でしかも認知症の進行から生活が破綻しかけていた時点で、どうにかして介護チームが入り込むことはできなかった**のでしょうか。

認定看護師Ａ：Ｆさんの場合は食事提供や清潔などの生活支援も必要でしたが、熱中症による脱水や栄養不足による体力低下といった身体評価が最重要で、併せて精神機能が評価できる精神疾患に強い訪問看護の導入が必須でした。ヘルパーが入ってできることもありますが、Ｆさんのこだわりや几帳面

＊３：スタッフは入院時から最期を迎えるときまで、部屋を変えないことにこだわった。当初から他者の出入りが少ない場所を選ぶことで本人が受ける刺激を最小限にしようという考えだった。スタッフが病気の特性を理解したうえでの環境づくりだった。

さを考えると、まずは定期的な訪問により関係性を築くことが重要でした。仮に部屋に入って掃除などを始めることには本人の受け入れが相当難しく、**生命にかかわるリスクを最優先に考えたうえでの訪問看護**でした。

専門看護師：がんによる治療方針もチームで検討し、終末期であるからこそ本人らしさを大切にするためにストーマ造設を選択されたのがよくわかりました。ストーマによるトラブルを考慮し、入院環境という安全な場で本人が好きなものを食べるように継続支援されていたのだと思いました。妹・息子が爪や髭が整っていることをうれしく感じられたのは、認知症になる前の本来のFさんらしさを取り戻したように思えたからなのかな、と感じました。

　また、**統合失調症を抱えた息子にとって、代理意思決定をしなければならないことは大変な負担**であり、面会に来るのもつらいことだったのかもしれません。これはどの家族にとっても同じことで、**医療者は家族に意思決定を委ねがちです。**いかにして「私たちも一緒に考えていますよ」という姿勢を見せられるかが重要だと思います。

司会：確かに、「本人の意思」という言葉が安易に使われることへの懸念も感じます。介護サービスを入れたくなかった、病院に行くのが嫌だった、という「本人の意思」を「叶え」さえすれば、生活が破綻しても健康が阻害されてもいいのか、ということですね。

専門医：息子は自身の病気が原因で常に父から怒られながら育ってきたため、面会にも来たくないしそんな自分が父に代わって意思決定を行うことに消極的でした。しかし、**よく知られているように前頭側頭型認知症の患者は進行を追うごとにだんだんと言葉数が減り、自分のこだわりのある物事だけが残っていく傾向にある**[*4]のですが、Fさんは最後まで息子にかんする言葉を発していました。例えば「○○大学を出してやったのに……」など同じフレーズを繰り返す。息子にしてみれば自分を叱咤する内容ではありますが、Fさんにとっては最も気にかけていた相手だったのは間違いありません。

　そうしたことから、とても重い負担だけどなんとか息子に看取ってもらいたいと考え、相談員を交えて本人の妹にも協力をお願いし、息子のサポートを得ながら家族揃って看取りをしてもらうことができました。

認定看護師A：この事例は本人だけでなく、精神疾患をもつ家族があり在宅での介入が困難でしたが、チーム間で連携しながら専門性を生かせたことで医療につなげることができました。

＊4：前頭側頭型認知症によく見られる「滞続言語」と呼ばれる症状。同じ言葉やフレーズを何度も繰り返して話す。

入院後も本人の思いをくみとりながら苦痛緩和を行い、息子に負担のないように心がけて入院や意思決定を進め、本人の気持ちを医療者が代弁するかたちで息子をサポートしながら看取りを行いました。とても細やかな配慮ができた私たちにとってとても感動的な事例でした。

ディスカッションから見えたこと。

● 本人が意思をはっきりと提示できなくても、行動や発言を読みとることで本人にとって望ましいケアにつながる。

● 短くわかりやすい言葉で、少し先の見通しを立てて説明し意思確認をする。

● 医療者が家族にすべての決定を押し付けたり、反対に家族から決定を委ねられるのではなく、一緒に考えてサポートしていく姿勢が必要である。

● 本人の意思を叶えるということは、発言した望みをそのまま実現すればいいのではない。生活や健康上のニーズを考慮した方法を模索する。

● 入院生活であっても本人にとって望ましい環境を整え、在宅に近い生活を送れるようにすることもできる。

末期の前立腺がんが判明するが、アルツハイマー病初期のグループ活動の思い出が精神的安定に。

ポイント

● 経過をよく認識しながら本人にアプローチしていくことがいかに重要か。

● ベッド柵を外したり興奮するなどの認知機能低下が伴う終末期に、医療はどう介入するか。

● 経過の途中で施設入所を提案したことにはどのような意味があるか。

● 終末期で生じる変化によって引き起こされる本人と家族の苦痛をどう緩和するか。

本人と家族について

本人（I さん）は男性で 40 代のとき、うつ病を患い 55 歳で職場を早期退職した。以後は家事の手伝いをしながら暮していた／68 歳のころよりもの忘れがみられアルツハイマー型認知症と診断された。若年性認知症の外来作業療法グループに参加していた。発症から 5 年後（73 歳）に突然前立腺がんの末期であることが判明した／主介護者は心疾患をもつ妻だった。2 人の息子がいた。認知症と末期がんによるショックと負担は相当大きかったが、本人が示す周囲への思いやり、「その人らしさ」が終始失われなかった[*1]ことが救いになっていた。

＊1：妻のサポートに努めていた息子の妻が看護師だったことも、死をゆっくりと受け止められた材料になっていたかもしれない。

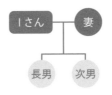

経過

68 歳	もの忘れがみられ始めた。
69 歳	初期アルツハイマー型認知症と診断された。近時記憶障害に比べた時の見当識障害が目立った。MRI 所見では海馬領域の萎縮、頭頂葉の萎縮が顕著にみられた。MMSE は 27/30 点だった。毎週、主に 60 代で発症した初期認知症の外来作業療法に参加し積極的に道路のゴミ拾いなどをした。グループでは人を笑わせたりする存在だった。要介護 3 で並行してデイサービスも週 3 回利用した。
73 歳	腰痛を訴え受診し、進行期の前立腺がん、骨転移が判明した。その後自宅で過ごすが犬の散歩中に転倒して痛みが続いた。不整脈のある妻の介護疲れもあり入院した。下肢筋力低下などから以前どおりに歩けるようになるのは困難と判断した。緩和ケアの希望があった。痛みから興奮がみられた。病識は完全に欠如していた。導尿していたが苦痛が大きく、本人了解のうえ

	でバルーンを留置した。食事量が少ない場合は栄養剤で対応した。
74歳	入院リハビリを開始した。横になると痛みが緩和した。「腰が痛い。もう死んだほうがましや」と発言あり。緩和ケアチームから骨転移と胸椎につぶれるような骨折ありとの報告があった。予後数カ月であることが家族に伝えられ、緩和ケア病棟に転棟した。本人が「もう死ぬしかないわ、こんなんなってもうたら。嫁はどこに行った？ こんなところに一人ではようおらん。痛みは大丈夫や」と語った。臨床心理士が訪問して外来作業療法の頃の写真を見せると、そこでの餅つきの話から妻との見合いのことなどを語った。また、「いろんな縁があったわ」と父親の死についても触れ、「もっと長生きしたかったな」とつぶやいた。入院していることについて訴えもあるが、その都度説明すると落ち着いた。妻は面会時、本人が元気よく車椅子を走らせる姿に驚いた。「歩ければよかったが難しいようであれば自宅退院ではなく施設を探してほしい」と妻が希望した。本人には動きたくても動けない苦しさなどもあって妻の疲労が大きかった。痛みが増強するが徐々にコントロールできるようになった。食事はとれていた。その後、排泄が難しくなり床上生活になった。食事量の減少がみられた。ベッド柵を外して移動しようとすることがあった。施設入所を検討するが妻は不安を抱いていた。病院併設の小規模老健に看取り目的でショートステイを実施した。妻の希望で病院の緩和ケア病棟に戻った。

ディスカッション

認定看護師B：「なんで足が動かないんやろう」という発言を繰り返すなどIさんには病識はあまりなかったのですが、例えばベッド柵を外したときも「トイレに行きたいんや」*² と言っており、**自分のことは自分でしたいという意思がかなりありました。**

認知症ケア専門士：Iさんはさまざまな苦痛に見舞われながらも、周囲の人に対する感謝の気持ちや、スタッフへのねぎらいなどをとても大事にされていて、すごい方だなと思って接していました。**誰でも歳をとることで身体が弱り、食事や排泄のお世話が必要になる。Iさんの場合はそこに認知症という病気の特質がいくつか加わっていた**という感じの位置づけでした。そもそもどのような患者さんも、そのようにとらえるべきなのではないかなとも思います。

司会：その人が何を大事にし、何を気にしているのか。Iさんの場合は「自分にかかわってくれる人に感謝の気持ちを示すこと」だったんですね。一方で妻にとってはアルツハイマー病というだけで大変な思いをしていたのに、さらにがんが判明したことでショックや戸惑い、不安が相当大きなものだったと思います。

*2：立って歩くという人としての尊厳をできる限り守るため、病棟スタッフは二人介助でトイレに座るところまで付き添うなどの努力をしていた。

認定看護師 A：若年性認知症の作業療法グループの家族会で、妻から本人の短期記憶障害による困りごとについては度々話を聞かせてもらいました。それに対しては、何ができるかよりもまず気持ちを吐き出せる場所があることが妻には救いとなっていたように思います。入院に至るまでの相談では妻の思いを聴き、それを叶えるための方法として泌尿器科への受診を勧めました。先ほど話があったようにⅠさんは家族会でも同様に周りへの感謝と気遣いを絶やさない方でしたが、前立腺がんの骨転移がわかったあともその態度に変化はありませんでした。つらい思いをしている家族にとって、本人からその人らしさを常に感じられるのは、うれしいことだったのではないかと想像します。

司会：認知症によって本人に生じる、よいことも悪いことも受け入れていく必要がある中で、少しでも大事にしたい部分を共有できるのは幸せなことだったのかもしれません。また、臨床心理士の訪問で外来作業療法時の写真を見せたりしながら、本人の気持ちを引き出せたということもありました。

認定看護師 A：短期記憶障害は顕著でしたが、長期記憶はきわめて鮮明に覚えていました。つらいときもその楽しかった作業療法でのエピソードや若いころの仕事上の笑い話を持ち出して、つい沈鬱になりがちな周りの雰囲気を和やかなものに変えることがよくありました。

司会：そんな中で、本人がつぶやいた「もっと長生きしたかったな」という言葉がとても胸に響きます……。

認定看護師 B：看護記録にはⅠさんが発したたくさんの言葉がしっかりと残されていて、それがすごく大事だなと思います（図1）。私たちみんな患者さんとさまざまな話を交わしているはずなのに、それらは日々の生活の中に埋もれているわけですね。このように後から振り返るときにそうしたものが残っているのにはとても重要な意味があります。

司会：個々のスタッフの話も、具体的な会話を記録に残すことによってチーム全体でそのケースを深く共有することができるのですね。

認定看護師 A：病識についてですが、なぜ自分の足が動かないのか、なぜ痛みがあるのかということへの理解は難しかったのですが、Ⅰさんはランニングが好きで毎朝家の近くを走ることが日課だったため、足が丈夫で敏速なこ

医療チームの動き	本人の発言	家族の発言
看護師：前施設でリクライニング車いすを使用するが姿勢崩れあり転倒しかけていた。服薬指導あり。 医師：家族は好きな食べものをもってくることでかろうじて自己を保っている状況なので、今後もそれを継続する。 薬剤師：前回と同様、不眠時や疼痛時に薬剤を適宜使用しながら評価していく。	看護師へ：足が動かんの両方や、動けてたことを喜ばなあかんな。 作業療法士へ：ふくらはぎさすってくれるか？ 看護師へ：すまんな、すまんな、たのんどくな。 看護師へ：おはようさん、わるいなゆっくりしてや。 看護師へ：何もない。なんぎやな、ごめんな、吐き気はないよ。 看護師へ：家でおかゆ食べて来た。 	（服薬指導時に）妻：これくらいあっさりして口当たりのよいのがいいんやね。プリン甘すぎるみたい。 妻：背中とか足とか足腰痛いって言うからさすっている。全然しゃべらへんようになってる。ゼリーは食べたけど、右手も浮腫進んできたわ。 妻：この1カ月で急に食べなくなって痩せた。残っている体力をみんな使っていくんかな、みんなこんなふうになっていくんかな……。
時折嘔気が見られる。食事量は少なく、腹部不快感が持続する。皮膚乾燥が著名で全身るい痩が目立つ。活気がなく表情乏しい。尿量の減少と混濁、血尿あり。足背足底浮腫。家族に提案したうえで食事介助を中止。	看護師へ：もうあかんな、足動かへんわ。家のもんに電話してくれるか？ 看護師へ：痛いな。薬いらん、浣腸もいらん。 	妻：全然食べなくなった。身体もずっとしんどい言うてるし、痩せて顔の元気もない。少しずつ近づいているってことですね。 妻：もう近い。（次男が付き添いで泊まる。妻によるゼリー介助あり）
本人に「今日は息子さんが泊まってくれる」と伝える。息子には「今後呼吸の様子の変化が考えられるため、不安や不明なことがあればコールしてください」と伝える。	周囲へ：ありがとう……。（5時間後に死去） 	妻と息子の立会いのもと死亡確認。
看護師と一緒にエンゼルメイクを行う。本人の楽しいエピソードが次々出てくる。		（エンゼルケアにて）妻：男前にせなあかんな。こりゃ赤過ぎるわ。お父さんに怒られるわ。

図1　看取りでの本人・家族の言葉

とが本人の自慢でした。その足が自分の意思どおりに動かないことをしっかりと自覚されており、「もうあかんな……」という言葉につながっていたのかなと思います。**外来で対応する中で、病気だけではなくそうした患者の生活歴をいろいろ聞かせてもらうことが、コミュニケーションの輪を広げていくうえで非常に大事**だなと思い、しっかりと記録に残すようにしています。

専門看護師：「病識がない」とされるのにこうした言葉が引き出されたのは、やはり本人が「わかっていた」からではないでしょうか。つまり**病識がないのではなく認知症によって表現が困難になっている**のだろうと思います。看護記録に本人の言葉を残されているのはとても大切なことです。

司会：Ｉさんのケースではそうした経緯もあって、妻はずっとつらい思いをしてきた一方で、死後の処置では喪失感だけではなく穏やかな気持ちでお別れの時間を過ごすことができたのではないかと思います。ところで、**このケースではなぜ最期の段階で一度は病院ではなく、施設で過ごすことになった**のでしょうか。

専門医：これは医療システムの問題ですね。**緩和ケア病棟は入れる期間が限られており、現状ではがん患者の看取りの場としてというより、患者の苦痛が多い時期に一時的に過ごす目的のほうが多くなっていて、自宅や施設との間を行ったり来たりする**形をとります。Ｉさんも一旦は退院していただく必要があったので、なるべく家族の不安が少なくなるよう病院内の小規模老健施設への入所を提案したのですが、**実際のところ妻の心配は大きかったと思います。また、すでにコロナ禍にさしかかっていたので施設では緩和ケア病棟よりも面会制限が強くなり、これまでのように頻繁に会いに来ることができなくなりました。**

認定看護師Ｂ：施設にいる間は音楽を楽しんでもらったりしていました。実際に会いに行くと**パジャマではなく私服を着て過ごされていて、本来のＩさんの生活を垣間見る**こともできました。ただ、**コロナのために面会ができないことで、そうした様子を家族は見ることができていなかった**んですね。

専門医：**コロナの状況でなければ、もしかすると家族は施設でも安心や満足を感じてくれたかもしれないので、それに伴い判断も大きく変わっていた可能性があります**ね。

認定看護師Ａ：妻は元銀行員でしっかりした人でした。本人は常に妻に頭が上がらないタイプに見え、入院前は妻から本人の困りごとや介護負担を聞くことが多かったです。前立腺がんで骨転移が見つかった時点で、妻は自身の身体に不安もあり「家では決して看られない」という言葉が聞かれました。ですが終末期を迎え、安心できる場所で妻が寄り添える時間をもつことができたことで、本人からは最期まで妻を思う気持ちが表現され、この人らしさ

を感じられた妻も納得のいく看取りができたのではないかと思います。

ディスカッション**から見えたこと。**

● 認知症という一側面だけでなく、生活歴なども含めて本人の意思を尊重することが
重要である。
● チームで具体的な会話を残し共有することが、患者の深い理解につながる。
● 終末期の患者の家族もつらい思いをしており、思いを吐き出せるような場を提供す
ることが重要である。
● 認知症であっても病識がないのではなく、表現することが困難な場合もあるため、
医療者はそれを支援していく。

若年性アルツハイマー病が徐々に進行していく中で、突然の出血性梗塞で終末期に至った。

ポイント

● 診断・告知にショックを受ける本人と家族に対して、看護外来ではどのようなサポートを行うべきか。

● 突然に訪れた「終末期」を本人と家族がどのように受け入れ、後悔のない「その人らしい」最期について向き合えるようにできるか。

● 看取りに際して行うケアの工夫を、しっかりと本人や家族の希望に沿ったものにするため必要なことは何か。

本人と家族について

本人（Jさん）は女性で67歳のころからもの忘れなどがみられ始め、69歳のときアルツハイマー型認知症もしくは大脳皮質基底核症候群との診断を受けた／主介護者は夫で娘と孫がいる／本人は告知でショックを受けるが少しずつ病気を受け入れつつサービスの利用などができるようになったころ、MRI検査でくも膜下出血が判明した。

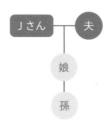

経 過

68歳	もの忘れが目立ち始めた。娘と孫の名前がごちゃごちゃになったり、以前より家事の段取りが悪くなり、片付けができなくなった。料理をすることが減り、夫が買ってくる惣菜を使うことが増えた。急に怒り出すこともしばしばで、自分自身でも心配になっていた。
69歳	認知症疾患医療センターで、アルツハイマー型認知症もしくは大脳皮質基底核症候群と診断された（MMSE：18/30）。これまで通っていたジムなどは変わらず継続していた。鑑別診断の告知で大きなショックを受け、涙を流すが、検査終了時には笑顔も見られた。介護保険の申請や検査は拒否しなかった。
69歳	介護保険・リハビリ（言語療法など）、今後必要となる支援について看護外来でサポートを行った。週1回の外来集団作業療法を楽しくすごしていた。70歳の時点では、まだ介護サービスの必要はないとして様子を見ることになった。娘には病気のことをまだ伝えることができないと涙ながらに話した（自分の気持ちなどを話すことができた）。デイサービスを探し始めた。

72歳　　　MMSE：17/30。MRI検査で2〜3日が経過したと思われる、くも膜下出血を認めた。一時的に右手が使いにくい様子が見られ、脳神経外科の受診を希望した。経過観察のため当日入院となった。

ディスカッション

専門医：Jさんは、診断としてはアルツハイマー型認知症か大脳皮質基底核変性症とはっきりしない部分がありますが、進行性の変性疾患であることは間違いありません。**記憶よりも言語に症状が現れており、しっかりとした意思はあってもそれを言葉にしづらいため、時間をかけることによって話せる状態です**[*1]。**ADLと認知機能ともに自立生活ができており徐々に認知症であることを受け入れていく過程で突如、くも膜下出血を起こしたわけです。**本人や家族が3年かけてようやくさまざまなサービスも使えるようになり、生活も安定してきたかなと思った矢先の出来事でした。

司会：こうした場合、診断時の看護外来ではどのようなサポートが行われるのでしょう。

認定看護師A：診断を受けどう感じたかを尋ね、そこで出てきた言葉によって対応を変えていきます。例えば「頭の中が真っ白になった」など何も考えられない様子であったり、「もう自分は終わりだ」と絶望に見舞われている場合は、その人が感じている思いを聴くことに徹します。そのうえで「**これからのことは、あなた一人で抱えて考えるのではない**」ことや、そのための相談の場があることを伝えるようにします。

司会：その際には**終末期のこと**についても少しは視野に入れて話すのでしょうか。

認定看護師A：進行していく病気の性質については伝えますが、**混乱した状態ではそれらを受け止められない場合もある**と思います。

司会：**本書では「診断を受けたときから終末期が始まっている」という認識を伝えようとしていますが、そのうえでとても重要なのは最初の段階からずっとかかわり続けてくれる人がいることであり、本人や家族にとっていかにそれが心強いかです。**しかし現実的には、今の医療制度の中で最初の診断後に見いだされた望ましいサポートのあり方が損なわれないまま、どう継

*1：進行性失語という。脳変性疾患の認知症の一部で発症する失語症状。

続していくべきかが課題だと思います。

認知症ケア専門士：別のケースにもありましたが、**最初の面接時記録にその人のことが詳しく書かれていると、対応する者が変わってもケアとケアをつなぐことができます**。私たち介護職がこうした当事者と出会うのは経過の中でも後期にあたりますが、**スタッフ間で基本的な意識を統一するうえでとても有用**です。

司会：主にどのようなとき、介護職の間で話し合うのでしょうか。

認知症ケア専門士：何か困ったことが起きたときに、看護師からの報告などをもとにカンファレンスを行います。そのときに**大事なのは、問題のことだけを話すのではなく本人がどのような経緯で入院してきて、これまでがどうだったかを互いに認識・共有する**ことです。そのうえで「じゃあ今どうするか」を考えます。
　実は、これは私たちスタッフ自身にとっても意味のあることで、日々の仕事の中で、正直な気持ちとしてとてもしんどくてつらいこともやはりあります。でもケアする相手がたどってきたこれまでの苦労や苦しみ・喜びを理解することで、自分たちの気持ちをリセットし「よっしゃ、もう一回がんばろう！」って思えたりもするのです。

認定看護師B：もともとの**職業などはとても参考になります**よね。どうしてこの人は夜眠らないのだろう、自分たちがこれだけ頑張っていろいろ工夫をしているのに、どうしても途中で起きてしまう……と思っていたら、元警備員だったので、ある決められた巡回時間になるときっちりと起きて歩き回る生活を送られていたことがわかったり。

認知症ケア専門士：それ、ものすごく大事ですよね。

認定看護師B：**本人自身は変わる必要がなくて、私たちのほうが変わればいいことなんですね。それがわかればその人に応じた対応を具体的に考える術になる**のです。

認定看護師A：疾患鑑別のために受診して本人が心理テストなどを行っているあいだに、家族に対して本人のことを本当にどのように思っているのかを尋ねつつ、これまでの人生や家族の中での位置づけなどを聴いていくのです

が、自分なりの感情移入をすることでさまざまな気持ちが湧き出てきます。記録はそのように自分が感じたことを「他の人にも知ってほしい」という気持ちで書いているのです。

　ただ、大切なのは記録そのものよりも「感じたことの伝え方」なのだなと思います。長い経過の中でケアを次につないでいく際に、こうした文字だけでなく大事な部分を会話でもしっかりと言葉にしていくことで、より正確に伝えられると思います。

司会：終末期の段階では、本人の苦痛を少しでも和らげるために行っている工夫がちゃんと本人の希望に沿ったものになっているのかどうか、身体機能はもとよりそうした深い意味での思いに沿ったものであるかが課題になります。つまり、今お聞きしたような一つひとつの患者理解と丁寧な伝達の積み重ねを大切にしていくことが認知症ケアの本質とも言えそうですね。

　Jさんは今も入院中でケアが継続されていますが、どのような点に気を配るべきでしょうか。

認知症ケア専門士：娘はどう感じているのかな……。今後退院し自宅でADLが低下してきたとき、トイレの介助などの問題が起きた場合にどこまで娘がケアに参加できるのか。

認定看護師B：くも膜下出血がわかったときにはすでに2〜3日経過していたのですが、この間家族がそばにいたのなら、変化に気づけなかったことで自分たちを責めたり後悔の念を抱いたりしていないかが気になります。また、今後誤嚥性肺炎などのリスクが考えられる中で現在の療養型病院にいることの意味などを、どれくらい理解されているのかも気がかりです。そもそも、療養型病院への転院に納得ができているのかどうかも押さえておく必要がありそうですね。

認定看護師A：今後も、自分の意思がうまく表現できないことで相手に理解をしてもらえない状況が本人にはすごく歯がゆいと思います。まして脳に出血を起こしてより一層発語が難しくなってしまい、どれほど苦痛が大きいか。私たちはJさんのその痛みを踏まえて、本人が表情や身振り手振りを通して何を言おうとしているのかわかろうとする気持ちを、常に忘れずにかかわっていく必要があると思います。

専門医：医師としては、初期にどれだけ正確な診断をし、そのうえで今後の

経過について本人と家族の受け入れ度合いや理解度をみながら、丁寧に伝えます。その中で今後必要になってくる判断を一つひとつ行っていく手伝いをチームがしていくべきですが、**現実には患者の長い経緯に一人の職種がずっとかかわるのは難しいため、中でもいちばん長く関与できていそうなケアマネジャーをチームに巻き込んで、意思決定支援の手伝いにかかわってもらうべきだと思います。**それでも施設に入ってしまえばケアマネジャーもそこで関係が途切れてしまうので、Ｉさんの場合、もしそこで夫が病気になり本人の意思を知る者がいなくなったらどうするのか。**家族だけが経緯を知るという状況を回避しつつ、それを経過の時系列でもつないでいくことが大きな課題**ですね。

司会：制度上では難しいことですが、だからといって「できない」ことではないと思います。

認定看護師Ａ：本人は、若年性認知症の作業療法グループで毎回のようにお菓子をもってきて、人が喜ぶことをするのが好きな笑顔の素敵な人でした。ここでは触れませんでしたが、本人と娘との関係性はよくない状態が続いており、ほとんど会話がありませんでした。そうした苦悩がある中で突然の脳出血によって相手への気持ちを伝えることがより難しくなっていたため、本人の苦痛は計り知れなかったと思います。

　その人の生活を知り、思いを組み取ろうとする看護師の姿勢は当然のものですが、**代弁者として家族や支援者に伝える役割も重要**です。**それは常に身近にいる看護師だからこそ担う責任**だと思います。

ディスカッションから見えたこと。

● 認知症の診断時から終末期は始まっており、医療者は最初の段階から支え続けていくことが重要である。
● 診断時は混乱し受容できていないことも多いため、一人で考えさせるのではなく支えていけるようなかかわりが必要である。
● 身体的な苦痛の緩和だけでなく、生活や大切していることに関連したケアが必要となる。そのために患者の理解と情報共有が重要である。
● 意思の伝達がうまくできないことは大きな苦痛である。医療者はわかろうとする姿勢をもちながら多職種で継続したケアを行えるようにする。

第３章　認知症の終末期ケアをめぐるさまざまな困難

終末期における医療の選択
事前に話し合ったことをどう活かすか

医療法人 太田医院 院長　**太田 俊輔**

はじめに

　「あなたの大切な人の人生が終末期に近づいたとき、どのような医療をどうやって選択しますか？」そう問われたとき、皆さんはどんな状況をイメージするだろう。例えば呼吸が弱ったときの人工呼吸や、心臓が弱ったときの心臓マッサージだろうか。一つのポイントは、その処置によって回復が可能か、回復が期待できないかであろう。しかしその可否は病状の背景によっても変わる。他にも ALS での人工呼吸器、腎不全での人工透析、脳卒中のリハビリに向けた胃ろうのように、全身の回復効果は期待しないけれども、臓器機能を補うことで長期的な生活の見通しを立ててくれる治療もある。

　さてそのイメージの中で、あなたはどんな立場にいるだろう？ 家族？ それとも病院に勤める医療者？ あるいはかかりつけ医とそのスタッフ？ もしくは訪問看護師やケアマネジャーといった在宅療養支援者？ おそらくあなたの立場や経験、そのときの状況によって、選ぶ結論は大きく変わると思う。ここでは ACP における医療との接点に焦点を当てて考えたい。

　例えば家族の立場から「そのとき」をイメージした場合、医療的な知識の不足だけでなく医療者が抱えている事情や、どのような思いをしているかもわからないであろう。あなた自身の感情が混乱していたり、権威勾配から思ったことを率直に相談することすらできないかもしれない。また病院にいる医療者の立場なら、普段は気を遣って話してくれる患者さん・ご家族が、人生の岐路にあって飾らない言葉を投げかけてくることに戸惑うかもしれない。一方で、かかりつけ医や自宅療養支援者の立場だったら、病院との距離感に戸惑うだろう。

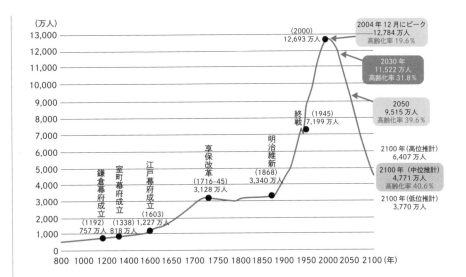

図1　わが国の人口の変遷と予測
（参考資料：国土庁「日本列島における人口分布の長期時系列分析」、
国立社会保障・人口問題研究所「日本の将来推計人口」ほか）

　そんなそれぞれの立場のモヤモヤした違和感の中に隠れた手がかりを集め
て、皆さんが ACP に取り組むヒントを見つけることをここでは目指したい。

社会の背景

　図1のような戦後の急速な人口増加を含む高度経済成長を背景として、医
療も高度化を競うようにして成長してきた。そうした中で、病院は治す場所
であり患者さんの死は医療者にとって敗北であるという価値観や、人生の最
後を病院で迎えることが医療者にも市民にも定着してきたように思われる。
　現在、日本の人口推移はこの図のように急速に減少へと転じており、同時
に高齢化率が上昇していくと予測されている。その一因は団塊世代の高齢化
による多死社会にあり、これによって医療現場から終末期の医療の選択が問
われるようになり、社会的課題として ACP への取り組みが盛んになった。

医療の背景

　こうした背景を踏まえ、図2のようにこれからの社会ではより少ない現役
世代で高齢者を支えていくことが必要になる。そしてすでに、図3のように
入院需要は約50％という大幅な増加の途上にあると予測されており、これに
応えるべく医療体制の見直しが繰り返されている。2003年からは DPC（急性

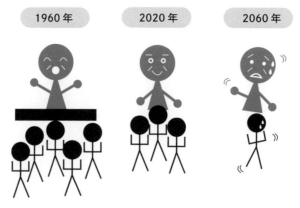

| 1960 年 | 2020 年 | 2060 年 |

図2　日本の社会構造

「肩車型社会とは？超高齢社会で迎える4つの問題と私たちにできること」ココカラアース，2021をもとに作成．参考：厚生労働省の「日本の将来推計人口（平成29年推計）」

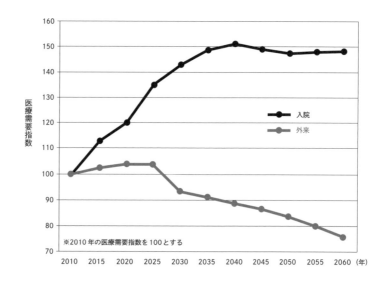

図3　全国の入院医療需要と外来医療需要

（経済産業省「将来の地域医療における保険者と企業のあり方に関する研究会 報告書」2015年より）

期入院医療を対象とした診療報酬の包括評価制度）の導入によって、入院の短期化と満床率の向上が推進されてきた。そうして病院勤務医の仕事は効率化と迅速化が求められることになった。

　しかし、コロナ禍が重なったことで業務が煩雑となりストレスが増えたため、その効率が大幅に低下することになった。一方でそれ以前から医師が多残業で心身の不調をきたすことが問題視され、働き方改革が議論されるようになった。このため時間外労働の縮小にも同時に取り組む必要が生じてお

り、医療面談にかけられる時間は今後さらに確保しにくくなると思われる。

　もともと、急性期医療の現場における治療方針に必要なのは、本人と家族の思いの「結論」を「早く」知ることだったし、これからもその傾向は変わらない。しかしこれはACPの「心の揺れを認め」て「じっくり話し合う」こととはまったく反対の要素だ。そこで、「事前に話し合った事柄を現場で活かす」という流れが必要になるのである。

高齢者の背景

　高齢者の衰えは単に年齢だけによらず、取り組みによって大きく変わる。これまでのフレイル対策は、この点に着目して行われてきた。ロコモティブシンドローム（運動器症候群）を中心とした身体的フレイルには、運動療法と栄養療法が有効であることがわかっている。さらに認知症やうつを含む精神心理的フレイル、他者とのつながりが弱まる社会的フレイルと併せて、デイサービスなどの居場所づくりや役割づくりといったアプローチがとられてきた。ところがコロナ禍にあっては、マスク着用やカラオケ禁止などの制限にとどまらず、外出や交流の機会も減って憂鬱な情報ばかりに接する日常が年単位で続いており、これらのフレイルを悪化させる要因にあふれている。

患者・家族側の背景

　高度経済成長のころから核家族化が進み、物理的にも精神的にも親子あるいは子同士の距離が遠くなっている。本来は本人の意思決定を支援する立場の家族が代理意思決定者として扱われることも少なくなく、「本人がどうしてほしいか」ではなく「自分がどうしてあげたいか」で治療方針が決められることもある。

　筆者の個人的な経験だが、診察室で患者さんとお話しするとき体調や気がかりなことを尋ねると「大丈夫です！」とだけ答える方がいる。しかしその人は、本当はもしかすると自分の思いを後回しにして「よい患者」になろうとしているだけなのかもしれない。病状が安定しているときは忙しい主治医を困らせないようにと自分の気持ちを抑えていても、いざ大切な決断を迫られるとさまざまな思いがあふれ上手に質問することすらできなかったり、厳しい言葉となってそれが出てくるかもしれない。このギャップは取り残される課題を増やしている可能性がある。

本題

　このような背景の中でも、ACP が患者・家族・医療者、ひいては社会の幸せに寄与するために、相互理解のもとでチームとして結束していくことが大切である。

　入院した後、患者さん・ご家族は、時間的にも落ち着いて想いを出しきれないかもしれない。小澤竹俊先生[*1]が言っておられるように、「誰かの支えになろうとする人こそ一番、支えを必要としている」のである。

　そういった場合には、入院までを支えてきたかかりつけ医や在宅療養支援者たちと相談するのもよいだろう。医療知識の補填や気持ちの整理にもつながるし、かかりつけ医にとってもやり甲斐を感じられる取り組みとなるはずだ。また、病院の医療者にも院内多職種連携と院外との連携や医療面談の工夫で負担軽減を進めてほしいと思う。

　以下に、それぞれの立場の方へ向けた提案を述べたい。ただ、筆者の個人的な思いが多分に込められていることは容赦してほしい。

<お願い>　病院医療者の皆さんへ

　高木兼寛先生[*2]が残した「病気を診ずして、病人を診よ」という言葉のとおり、私たちが治療を行う本来の対象は病変ではなく人である。PEACE 研修やエンドオブライフ・ケア援助者養成講座などを活用し、普段はおとなしい患者さんの中にもさまざまな生きざまと個性的な思いがあふれていることに気づき、その思いを引き出すための医療面接スキルを磨いてほしい。病院は多忙である一方、医師を支援する職種も多くいる。その多職種連携が機能すれば大きな力になる。

　中にはご家族の声のほうが大きい場合もあるが、やはり一番大切なのはご本人の意思である。患者さんを真ん中に置いたご家族の参加する話し合いの輪をつくってほしい。

　地域連携研修では病院が知識を伝えるものが目立つ。そうではなく、かかりつけ医や患者・家族の経験や思いを共有するものを企画していただくと、新たな発見があるかもしれない。

<お願い>　かかりつけ医さんとそのスタッフさんへ

　私は ACP において、あなたたちこそ真の伴走者になれると考えている。日常診療のころから患者さんの相談に乗ってあげることで、相談しやすい関係づくりを積み重ねてほしい。このように実績を積み上げ信頼を得ることを信頼貯金といい、患者さんからより大切なことを任せてもらえるようにな

＊1：めぐみ在宅クリニック院長、一般社団法人エンドオブライフ・ケア協会代表。

＊2：現・東京慈恵会医科大学病院の前身である有志共立東京病院を開院。

る。その信頼の先に平時のACPを組み込むことができれば、患者さんの治療にとってもスタッフさんのやり甲斐にとっても、素晴らしいものとなるだろう。そして患者さん・ご家族が決断を迫られたときには相談に乗ってあげてほしい。うろたえ落ち込んでいる気持ちを受け止めつつ、病院主治医が言っていることを噛み砕いて説明してあげれば、後悔のない決断に近づいていけるだろう。

　もしすでにケアマネジャーさんやヘルパーさんが入っている患者さんであれば、より近くで患者さんを見ている在宅療養支援者さんの意見を集約することにより、大きな気づきを得られる可能性がある。

　病院の医療者たちに、あなたの気づきを分けてあげてほしい。ACPの意向にとどまらず、患者さんの人柄やこだわり、家族や仕事との関係性など日ごろの来院時の気づきを病院への情報提供書の中に記載するとよいだろう。もちろん書面として仕上げるだけでなく、話し合ったことで患者さんやご家族の思いが醸成し、医療現場での後悔のない決断を後押ししてくれるだろう。

＜お願い＞　在宅医の先生と在宅療養支援者さんへ

　看取りを目的に退院した方を引き継がれた皆さんは、きっとその人の残りの人生を支援する中で、たくさんの濃密な時間をともにされることだと思う。そのご経験を病院にフィードバックしてみてはいかがだろう？ 喜び（small win）を分かち合うことが多職種連携チームを育てることにつながり、次の事例に向けた連携の礎になっていくと思う。許されるなら、写真や動画があればさらに病院医療者の連携へのモチベーションを掻き立ててくれるはずだ。

＜お願い＞　患者さんとご家族へ

　命の決断にまつわる家族会議やその後の人生には、きっと苦しくつらいことがたくさんあると思う。その一方で、皆さんを支援する医療者や介護者の存在にも気づくことだろう。療養期間に過ごされる大切な人生の時間は、先立たれる方にとっても残される方にとっても大切な宝となる。もしお気持ちが向いたら、その思いをご友人と共有してほしい。残されたご家族がお友達とのティータイムに、看取りの思い出話をされるようなことが実現すれば、そのお友達にとってのサポーターになっていただいたことにもなる。

　喫茶店で、薬やかかりつけ医の噂話をするように、看取りや在宅療養の話をしてもらえるようにすることが私の夢である。

<お願い>　行政の方へ

　患者さんの心の揺れにも対応できる、更新が容易な医療連携ツールの活用を検討してみてほしい。冷蔵庫保管医療情報キットでは、医療者のアクセスが困難で更新しづらいのが実情である。私が特に注目しているのは埼玉利根保健医療圏の「とねっと健康記録」だ。健康手帳とお薬手帳、医療連携システムを兼ね備えたものでアプリから入力ができる。救急搬送患者の実に90％で、このアプリの入った救急タブレットを通して患者情報が活用されたそうである。

おわりに

　社会における仕事は、すべて対象者を幸せにすることで対価を得られる。例えば私たちがおでんやラーメンを注文するとき、そのお店は自分のお腹を満たし栄養をつけてくれるだけでなく、食べる喜びや選ぶ楽しみ、さらに食卓をともにするパートナーとの絆を育んでくれたりもする。

　それは医療行為でも同じはずだ。身体への直接的な有益性はもちろん、それによって生きる幸せを感じてもらったり、仮に命が終わりを迎えても残される家族の絆を育むことができる。ACP は、医療の寄与する対象が身体だけでなく心と絆にまで広がるために必要なものである。それは、高齢者のフレイルにおける３つの課題、身体・精神心理・社会と同じ項目であり、これらに対応していくことで、私たちが医療者としてかかわる人の人生を豊かにするのである。

　終末期における医療の選択の目的が明確になることで、患者さん・ご家族と医療者、さらには社会全体の幸せを求める三方よしの未来につながると、筆者は考える。

介護保険制度をめぐる課題
財源、担い手、孤立する当事者

公益社団法人 大阪介護支援専門員協会 事務局長 **中辻 朋博**

　本稿では介護保険制度を中心とした「制度」について考察する。制度には法律に基づき全国で運用されているものもあれば、市町村単位で制定されるものもあるが、どのような規模であれ、そこにはさまざまな課題が生じる。ここでは介護保険制度に関する課題について「財源」「担い手」「その他」に分けて説明する。

財源

　介護保険制度は 2000 年に開始し 20 年以上が経過した。高齢者介護が社会問題となり「国民誰もが、身近に、必要な介護サービスがスムーズに手に入れられるようなシステム」を具現化するために創設された。今回あらためて介護保険制度の原点となった高齢者介護・自立支援システム研究会（厚生省設置　座長：大森彌）が 1994 年に発表した報告書「新たな高齢者介護システムの構築を目指して」[1]（以下、報告書）を再確認したが、今考えても錚々たる委員構成となっている。その一人が「地域包括ケアシステムの第一人者で育ての親」[2]、田中滋である。この報告書と現状とを照らし合わせると感慨深い。

　報告書では高齢者介護の問題を列挙し、既存の制度では対応が困難であると指摘し、解決するためには新たな「新介護システム」の創設が適当としている。高齢者の自立支援すなわち、①予防とリハビリテーションの重視、②高齢者自身による選択、③在宅ケアの推進、④利用者本位のサービス提供、⑤社会連帯による支え合い、⑥介護基盤の整備、⑦重層的で効率的なシステムを基本理念としており、地域包括ケアシステムの説明と言い換えてもよいような内容である。

　目指すところは「社会連帯を基本とした国民の相互扶助システムであると

同時に、介護サービス保障に対する公的主体の責任の具現化」であり、財源は負担と受給の関係が明確であるとの理由で社会保険方式が妥当とした。措置から契約へ、利用者の選択の確保、サービス供給量の拡大と質向上、ケアマネジメントの導入、コスト意識の変革など、現状を考えるうえで重要な事項が列挙されている。本報告書の発表後、さまざまな議論を経て介護保険制度が開始された。

　介護が必要な方々が増加する以上、介護サービスの供給量の拡大が必要となる。そこで、サービス量を確保するために多様な主体が導入された。介護保険制度が開始された 2000 年 4 月 1 日に日付が変わった瞬間、年賀状の配達式のように、一斉に出発する株式会社の訪問介護員がニュースで放映されていたことが記憶に残る。

　制度開始当初は、サービス量の確保を課題としていた。報告書では 24 時間の在宅ケア実現を目指していたが、そこには至らずとも事業所数の増大に伴い総費用が増加してきた。介護保険制度の財源構造は原則 1 割の自己負担で残りの給付費は公費が 50％、保険料が 50％ となっている。サービスの量的拡大が進めば、当然支出も拡大することとなる。結果、量的充足が進んだものの財政負担が問題となってきた。2000 年の介護保険の総費用は 3.6 兆円で保険料の全国平均は 2,911 円、2019 年はそれぞれ 11.7 兆円／ 5,869 円となった（図 1）[3]。

　こうした中で、介護保険制度は制度の持続性を確保するため改定を重ねてきた。財務省では「これからの日本のために日本の財政を考える」と題した

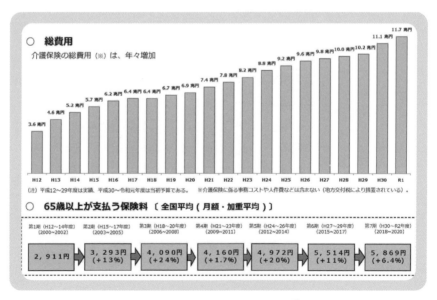

図 1　介護費用と保険料の推移 [3]

ウェブサイトを作成し、歳出構造で国債費と社会保障費の割合が増大している現状を示す図を掲載している [4)]。

　国の財政面や、利用者などが負担する保険料を考えると、介護保険の使い道いわば支出に関しては、慎重な議論を必要とする状況が今後も継続すると思われる。

担い手

　認知症ケアを担うのは人である。担い手が少なければ、よいケアの提供はできない。介護の負担を家族に押し付けるのではなく、社会全体でカバーする「介護の社会化」を目指して介護保険制度は開始された。スタート時である 2000 年の介護職員数は全国で 54.9 万人だったのが、2017 年には 189.8 万人へと増えている（図 2）[5)]。

　しかしながら、人材不足は深刻な状況となっている。特別養護老人ホームが開設されるも介護職員が集まらず、利用者の受け入れができていないとの報道も散見されている。また、職員確保のために求人や人材派遣にかける費用が事業所の大きな負担となっている。さらに、将来の介護を担う介護福祉士の養成校では志望者数の減少により閉校するケースが多くなる一方で、定員が充足している学校は海外からの留学生が多数を占めている。これとは対

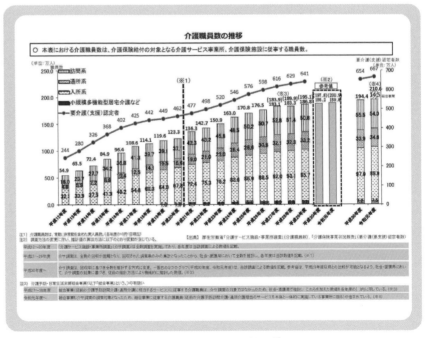

図 2　介護職員数の推移 [5)]

照的に看護系の学校が定数を充足させていることを聞くと、介護系との差を感じずにはいられない。

　居宅の介護支援専門員である筆者の実感として、訪問介護の事業所で担当職員の固定を依頼してもなかなか実現が難しい。また、土日祝日や早朝・深夜時の対応も非常に困難である。サービス担当者会議などで相談を行うものの、内容によっては人手不足で実現が難しい問題も生じている。さらには、公益財団法人介護労働安定センターが定期的に実施している「介護労働実態調査」[6]によると、従業員数に占める65歳以上の割合が訪問介護分野では25.6％を占め、4人に1人は65歳以上という状況となっている。

　事業所調査でも、介護職員の不足感が目立つ状況が継続している。調査結果は「採用が困難である」が86.6％と最も多く、さらにその理由として「他産業に比べて労働条件などがよくない」が53.7％、「同業他社との人材獲得競争が厳しい」が53.1％と高い割合になっている。

　介護分野全般にこうした厳しい実態が見られ、在宅サービスの中心となる訪問介護の将来を考えると看過できない状況となっている。こうした中、介護保険施設では入居者の見守りなどでICTを活用することにより、配置職員数の緩和が可能となった。しかしながら、費用負担や職員のリテラシーを考えると導入には壁があることがうかがえる。コストの削減などが進まなければさらなる普及は困難だろう。

その他

　介護保険制度は契約関係のもとでサービスを利用することが原則となる。本人との意思疎通が難しくなると、家族が本人に代わり利用契約の締結などを行うこととなる。家族に対応できる範疇であればいいのだが、例えば金融機関の手続きといった問題もある。本人の口座から利用料金を引き出したくても、家族が金融機関で手続きを行う際には書面による委任状が認められず本人の意思確認が求められることがある。家族による経済的虐待などを防ぐためであることは理解できるものの、支払いに急を要する場合に困ることもある。

　成年後見制度を活用したくとも、申し立てから診断書作成や鑑定等、審判手続きに数カ月を要することが多い。利用者を保護する制度ゆえ私権を制限する意味もあるため慎重になるのは理解できるが、このように時間がかかることは課題である。ちなみに虐待が関与するケースなどの場合ではさらに、市役所や地域包括支援センターに相談したうえで市長申し立てによって成年後見制度の利用を進めることになるが、これには半年程度の期間が必要

となる。

　また日本の成年後見制度の場合、いわゆる医療行為の選択までの権限は付与されていない。医療機関を受診し医師から病状や必要な医療行為の説明があった場合、成年後見人は身上監護の観点から説明に同席はできても、同意の権限はない。

　厚生労働省は 2019 年 6 月、「身寄りがない人の入院及び医療に係る意思決定が困難な人への支援に関するガイドライン」[7]を発出したが、周知されているとは言い難い。何よりも従前からの本人の意向が重要であることは ACP の考え方と同様である。

参考・引用資料

1) 国立社会保障・人口問題研究所　高齢者介護・自立支援システム研究会：新たな高齢者介護システムの構築を目指して，1994.（http://www.ipss.go.jp/publication/j/shiryou/no.13/data/shiryou/syakaifukushi/514.pdf）

2) 田中滋・江利川毅：埼玉県立大学 20 周年特別鼎談．埼玉県立大学ホームページ，2018.（https://www.spu.ac.jp/about/president/20thteidan.html）

3) 厚生労働省 社会保障審議会介護保険部会：介護費用と保険料の推移，2019.（https://www.mhlw.go.jp/stf/newpage_08698.html）

4) 財務省：なぜ財政は悪化したのか（財政構造の変化 2），これからの日本のために財政を考える．（https://www.mof.go.jp/zaisei/aging-society/society-finance.html）

5) 厚生労働省 社会・援護局 福祉基盤課福祉人材確保対策室：第 8 期介護保険事業計画に基づく介護職員の必要数について，2021.（https://www.mhlw.go.jp/stf/houdou/0000207323_00005.html）

6) 公益財団法人介護労働安定センター：令和 2 年度 介護労働実態調査結果について．（http://www.kaigo-center.or.jp/report/2021r01_chousa_01.html）

7) 厚生労働省「医療現場における成年後見制度への理解及び病院が身元保証人に求める役割等の実態把握に関する研究」班：身寄りがない人の入院及び医療に係る意思決定が困難な人への支援に関するガイドライン，2019.（https://www.mhlw.go.jp/stf/seisakunitsuite/bunya/kenkou_iryou/iryou/miyorinonaihitohenotaiou.html）

終末期における身体管理
摂食嚥下・呼吸・排泄・疼痛・褥瘡・緊急時

大阪大学大学院医学系研究科 保健学専攻老年看護学 教授（医学博士）　竹屋 泰

はじめに

　認知症者の身体管理における難しさの一つは、本人が身体に起こるさまざまな障害を伝えることができず、医療者がその存在に気づきにくいことにある。認知症を合併した終末期がん患者のオピオイド投与量は、認知症を合併していない場合より少ないといわれており、この理由の一つとして、痛みの存在に医療者が気づいていない可能性が考えられる。

　したがって、認知症者の終末期の身体管理においては、患者の訴えがなくても障害が生じている可能性を常に念頭に置き、身体的苦痛を見逃さないような慎重な姿勢が必要だ。本稿では主に終末期認知症者の身体管理について、なぜそのような問題が起こるのか、どのように支援することができるのかについて紹介する。

終末期認知症者の身体的苦痛

　多くの終末期認知症者には、緩和すべき身体的苦痛が認められることが複数の報告によって明らかになっている。海外のナーシングホームにおける終末期認知症者の苦痛についてのいくつかの報告では、摂食嚥下障害、呼吸困難、疼痛、褥瘡などの頻度が高いようである。また、わが国の終末期認知症者の死亡前1週間に認められた症状についての報告によると、上記に加え発熱、むくみ、咳・痰、倦怠感、尿・便失禁、口渇、せん妄などが見られる。これらを総合すると、終末期認知症者の身体的苦痛は、摂食嚥下障害、呼吸困難、排泄障害、褥瘡などがあると考えられる。

身体的苦痛の評価

　ケアにおける身体的苦痛を評価する際の原則は、患者さんの訴えにあり、本人がつらいと言えばそれを信じるところから苦痛の評価が始まる。一方、多くの終末期認知症者は言葉で伝えられなくなるため、苦痛をどのように評価するかが問題となる。

　それでは、認知症者が苦痛を感じているかどうかを、どうすればわかるのだろう。まずは本人に直接聞いてみるのが一番だ。高度の認知症であっても苦痛に関する情報を提供できる人は少なくない。質問はシンプルに「痛みはありますか」「苦しいですか」などと聞くのがよい。ただし理解できない質問を何度もされると、その人は興奮し苦しくなってしまうことがあるため、負担をかけすぎないように注意してほしい。

　そのほか、バイタルサインや患者さんの表情・雰囲気の変化などにも注意しよう。苦痛を感じているときどのような兆候があるのかを、本人をよく知る親戚や親しい友人、ケアスタッフに聞いてみることも役に立つ。

　終末期認知症者の苦痛を評価するために、海外ではいくつかの客観的評価スケールが用いられている。具体的には、Respiratory Distress Observation Scale (RDOS)、DOLOPLUS2、Pain Assessment Checklist for Seniors with Limited Ability to Communicate (PACSLAC)、Pain Assessment in Advanced Dementia Scale (PAINAD)、Abbey pain scale などが知られており、日本語版も開発されている。

摂食嚥下障害

　認知症をもつ人は病気のどの段階でも、食べること、飲むことに問題が生じる可能性があるが、終末期であっても安心して楽しく過ごせるように飲食を続ける努力が必要である。言語聴覚士はこの時期の嚥下機能の変化についてアドバイスをしてくれる。

　摂食嚥下障害はなぜ起こるのか？　認知症が進行すると、空腹感や食べ物の認知を起点とする摂食に関連する一連の動作のいずれか、あるいは複数が障害されるからである。また、フレイル・サルコペニアなどによって飲み込む力が弱くなったり、安全に飲み込むことができなくなり、ものや液体を飲み込んだ後に咳き込んだり喉を詰まらせたりすることがある。また、知覚の変化によって食事に対する感覚が大きく変わり、ときには不快に感じることもある。さらに、口腔内の痛みや歯の問題がきっかけになることも少なくない。

日ごろから患者さんを注意深く観察し、このような問題にできるだけ早く気づけるようにしたい。

　人為的に食事や水分の量を増やすことは、認知症以外の健康状態では役に立つことがあっても、認知症の終末期には有用ではないと考えている医療者は少なくない。むしろ、チューブや点滴を挿入するには入院が必要となり本人が苦痛となる場合があるため、そうした栄養補給はすべきでないと考える人が多いかもしれない。実際、このような方法で食べ物や水分を与えても身体管理の観点から有効性は少なく、以下の利点につながることはない。

・誤嚥性肺炎の予防
・身体能力の向上
・体重減少の抑制
・褥瘡治癒の促進
・QOL の向上

　また、終末期の段階ではバランスのとれた食事についてあまり心配しないでいいだろう。甘いものだけになっても構わないので、好きなものを食べてもらってほしい。管理栄養士のアドバイスも役立てるといいだろう。死期が近づくと、食べたり飲んだりすることができなくなるのが自然だということを忘れてはいけない。一方で、快適さを維持するために行う定期的なマウスケアは極めて重要である。また、食事や水分の摂取をするときは適切な姿勢であることを確認してほしい。例えばできるだけ体を起こした状態にし、食べ物や水分を与えるのは完全に目が覚めてからにする、などである。

　看護師は患者に今何が起きていて、それがなぜ起こっているのかという情報を提供することで家族を支援できる。そして食事や栄養に関する家族の心配ごとに耳を傾けてそれに応えようとする姿勢をもってほしい。わからない場合は無理に返答をせず、その旨を医師に相談すればいい。医師は食べられない原因が治療可能なものか、終末期の自然経過なのかを判断する。

　終末期の認知症者は、急性疾患などの合併時にしばしば食べられなくなることがある。例として肺炎、尿路感染などの感染症、義歯不適合、口内炎、カンジダなどの口内感染症による口腔内トラブル、便秘・下痢、脳卒中やがんの合併、薬の副作用、電解質異常、せん妄、心不全などが挙げられる。これらを的確に評価し、迅速に治療とケアに結びつけることが重要である。評価のためには排便や投薬の状況確認、体温、口腔内の観察も含めた身体診察を行い、これまでに経験した急性期患者のエピソードを参考にして臨床推論を立ててほしい。

呼吸困難

　認知症をもつ人の死因には肺炎が最も多く、発症すると呼吸困難の苦痛を増大させる。RDOSなど呼吸困難の客観的評価法を積極的に用いて気づくことが大切である。肺炎による喀痰とその頻回の吸引で苦痛がさらに増えるため、経口摂取ができなくなってからも、日常的に口腔ケアを続けるなど予防的なケアが重要となる。

　末期認知症者の肺炎に対する抗菌薬の使用については、個別の判断が必要である。重度の認知症者では生存日数は有意に延長せず、発熱による不快感を取り除けないことから、発熱があっても抗菌薬を投与すべきでないという意見がある一方、抗菌薬で治療した末期認知症者が未治療例より長く生存するという報告や、抗菌薬を投与しないことが不快感を増大させるという報告もある。肺炎を併発した末期認知症患者の喀痰吸引による苦痛を減らし、呼吸困難を改善するために、期間を限定した抗菌薬投与は否定されるものではない。

　肺炎急性期の強い呼吸困難を緩和し、睡眠を確保し体力を温存するために、モルヒネの持続皮下注の実施を考慮する場合があるが、わが国ではあまり行っていない。排痰には理学療法や体位ドレナージを実施し、PCA（自己調節鎮痛法）を使用するなど、患者の苦痛を最小限にする吸引法について個別に判断する。

排泄障害

　ここでは、一日のほとんどあるいはすべてをベッド上で過ごしている終末期の認知症患者を想定しよう。トイレの場所がわからないことや頻尿などへの対応は他書などにあたるとよいだろう。

　認知症をもつ人に限らず、体内の水分量が少ない高齢者は容易に脱水症状を引き起こす。尿量の減少や色調の濃い濃縮尿が観察される場合に脱水が疑われる。腋下の乾燥などにも注意を払い、疑いがある場合は水分バランスを把握し、食事や水分の摂取量、気温や湿度の変化、発熱の有無など、原因について評価を行う必要がある。また、脱水や尿道留置カテーテルの留置などにより尿路感染症の発生率が高まる。終末期の認知症者では尿道留置カテーテルの長期留置が行われている場面に多く遭遇するが、慢性的な保菌状態は多剤耐性菌や施設内の集団感染などへの懸念からも、一時的な実施にとどまるよう常に抜去の可能性を検討すべきである。

下痢にはさまざまな原因が考えられるが、特に注意すべきこととして、食事内容や下剤の不適切な使用、感染症などを評価してほしい。便秘については、不快な症状や便の形状に問題がなく2〜3日に1回程度の排便が認められれば特に問題はない。便の形状はブリストルスケールの3〜5を目指す。運動は難しくても、立位や座位をとることによって腸蠕動の促進や排便に必要な筋力の維持・改善につながる。また、腹部マッサージと温罨法は腸管を刺激して腸蠕動を亢進させる効果があるため、便秘に対する有効な手段となる。

疼痛

　痛みとは「その人が痛いと言っていること」すなわち、その人が痛みと認識して表現し感じているものである。認知症をもつ人の痛みの軽減がうまくいかない理由の一つは、自身の痛みを伝える能力を失っていることによる。また認知症をもつ人がとる行動の原因を、痛みではなく「認知症」のせいだと思ってしまいがちである。ほかにも認知症によって痛みを認識していないという人や、記憶力が低下しているので痛いことを忘れてしまうと考える人もいるが、そんなことは決してない。今一度、痛みが認知症者の苦痛や行動の原因になっていないか慎重に判断すべきである。

　本人が痛みを言葉で伝えられない場合には、Abbey pain scale などの評価スケールなどが役立つ。このような評価法を使用することで、患者の痛みを評価し、その原因、程度、発生時期、増悪要因を知ることができる。また、医師に痛みの状況を伝えるための根拠にもなるだろう。

　認知症をもつ人は高齢者に多いため、痛みの原因の多くは一般の高齢者と共通している。以下の項目などを確認してほしい。

・褥瘡
・スキンテア
・関節・筋肉のトラブル
・口腔内トラブル
・便秘
・骨折
・胸痛／頭痛

　痛みに使用される一般的な薬剤は、アセトアミノフェンやNSAIDsである。処方されたとおりに薬が投与されているか確認が必要だ。体を動かす1時間

前や着替えの1時間前に投与するなど、タイミングを工夫するのもよいだろう。痛みを和らげるその他の薬としては、その原因ごとに、感染症を治療する抗生物質、便秘を和らげる下剤、消化不良を和らげる制酸剤なども使用される。

　薬を使わない方法では、関節や筋肉の硬直をほぐすための軽い運動やマッサージが有効だが、最良かつ安全な方法については理学療法士のアドバイスを受けるべきである。温めが有効な人もいるが、熱すぎたり長時間使用したりしないように注意が必要だ。また、冷やすことが有効な場合もある。さらにベッドや椅子のうえで快適に過ごせるように体位を整える、エアマットレスやエアクッションを使用して体圧を軽減することに加え、口腔ケアと口腔衛生をサポートし、問題がある場合は歯科医に助言を求めるなども必要である。他には、気晴らし、退屈しのぎ、落ち着いた快適な環境、社会との接触、不安や抑うつの治療などのすべてが、痛みを和らげるのに役立つだろう。

褥瘡

　認知症に限らず、終末期患者では適切な管理を行っていても回避できない難治性の褥瘡が出現する。このような終末期の褥瘡は、Kennedy terminal ulcer（KTU）と呼ばれている。KTU は通常の褥瘡と同様、仙骨部や尾骨部などの骨突出部やその周囲の圧がかかる部位に生じ、円形だけでなく洋梨形や蝶形・馬蹄形で辺縁は不明瞭であることが多く、色調も赤、黄、紫、黒などさまざまだ。何よりも通常の褥瘡と異なり急速に発症し、進行することが特徴である。

　KTU の予防は難しく、発見から死亡まで数時間から6週間以内であるとされている。現段階で発症を最小限にするためには日本褥瘡学会のガイドラインなどを参考に、一般の褥瘡予防と同様のケアを行うことが推奨されるであろう。体圧分散の方法を見直し、観察回数を増やしスキンケアを行うことで改善できる症例もある。また、ケアの放置などによって生じた創傷ではないことを家族に理解してもらうための事前説明も必要である。

　終末期患者の KTU のように、回避困難な創傷に対する well-being を重視したケアのことを palliative wound care と呼んでいる。これは治癒を目的とした創傷治療とは異なり、創傷に関連するさまざまな問題をコントロールすることで、患者の QOL の向上を目指す代替アプローチである。創部の痛みや浸出液、においなどの不快な症状の軽減を目標に、ドレッシング材や外用薬、創処置の前の鎮痛薬使用などの工夫を行う。

医療緊急時の意思決定

　終末期認知症者に対しては、身体管理上の緊急時に本人の希望を明確にするための事前のケアプランを作成する必要がある。看護師はこのような状況に備えて本人の希望を記録し、それに応えるために医師とともに中心的な役割を果たす必要がある。夜間に患者さんの体調が悪くなることはよくあるが、このような状況下でオンコールの医師は患者を入院させるかどうかについて難しい判断を迫られる。しかし医師は、その患者が介護や自然な死を希望しているのかどうか、蘇生や抗生物質の静脈注射などの積極的な治療を選択しているのかどうかを知らないケースが少なくない。緊急時や危機的状況にただ対応するのではなく、事前にケアプランを作成しておくことで不必要な入院を減らし、認知症をもつ人ができる限り快適に過ごせることを可能にする。

認知症患者が、がんで終末期を迎えるとき
穏やかなエンディングをみんなで

医療法人綾正会 かわべクリニック 看護師　**川邉 綾香**

同 院長　**川邉 正和**

はじめに

　認知症患者は、高齢化の進展により 2025 年には 730 万人に達すると推測される。

　高齢者の死亡場所は多様化の傾向にあるものの、今だ多くが病院である。しかし、日本における多死時代はもうすぐそこまでやってきており、今後ますます在宅における看取りの重要性が増すことが予測される。私たちはがん・非がんを問わず、認知症高齢者とその家族に医療・ケアを提供することが求められる。認知症患者、家族が穏やかな終末期を迎えられるためにはどのようなケアをしていけばよいのだろうか？ 事例を振り返りながら要点を述べたい。

　なお、本稿で紹介する事例は、筆者らが経験した複数の事例をもとに再編成したものであり、実在する人物や団体ではない。

事例の紹介

　患者：A 氏　80 歳　女性
　現病歴：乳がん末期、転移性肝腫瘍、認知症
　介入期間：約 2 カ月

　A 氏は妹との二人暮らし。ともに独身で、妹は現役の舞踊講師として朝から夜まで仕事をしているため日中は独居である。妹が不在時は日中デイサービスを利用している。ある日、デイサービスの職員より左乳房の腫瘤を指摘

され受診。この時点で左進行乳がん、肝転移と診断され、抗がん剤治療が開始となる。外来通院センターでの治療は滞りなく経過したが、3カ月後に薬剤性肺炎を発症したため処方が変更となる。次第に左腫瘍の原発巣が易出血状態となり、出血時処置目的で訪問看護が導入される。

A氏は病状の認識が乏しく、腫瘍からの出血時も「服が濡れているわ」と慌てる様子もなく、妹が帰宅したときには自然止血された後の服の状態で過ごされることもあった。腫瘍からの出血が頻回となり、対症療法として、放射線治療を提案される。同時点ではPSも低下しており、日々の通院には本人の体力だけでなく往復のタクシー代などの金銭面や、妹が介護休暇を取る必要があること（舞踊の発表会を控えていた）など多くの問題があった。そのような状況の中で、緊急時の対応（訪問看護師として適切なタイミングで指示が必要）目的で在宅訪問診療の依頼を受けた。

1. 医療から療養への転換

終末期を迎える人とその家族をどのように支援するかは、最期の看取りの場によって異なってくる。この先、在宅医療がより発展すれば自宅での看取りや介護施設における終末期ケアが盛んになるだろう。しかし、医療と介護の現場では終末期ケアに対する考え方や対応に違いがある。医療においては「生命」という観点から終末期を考え、介護や福祉では「生活・人生」から見た観点が重視される傾向がある[1]。今回のケースの場合、腫瘍からの易出血に対して、対症療法として放射線治療を実施する運びとなった。

一般的には、病院主治医は病気を診るため、患者自身の個々の生活背景などを知る余地はない。また、それを求めるのも無理な話である。そのために病院には相談支援課や地域連携室といった窓口に医療ソーシャルワーカーが存在し、病院と在宅との連携を行う役割を担っている。今回、A氏に対し通院の負担が最小限になるような主治医の計らいはあったものの、患者と家族の身体的・精神的・金銭的負担は大きかった。家族として、患者に一日でも長く生きてほしいと願う気持ちは理解できる。がん治療においては、通院ができなくなったときが治療の止め時となり、BSC（Best supportive care）に移行する。

では、症状緩和目的の治療である対症療法はどうなるのか？ これもまた通院が困難となり、その治療が病院でしかできない治療であれば、それは中止を決断するべきものではないかと筆者は考える。「できる限りどこまでも」という積極的な治療を希望することに反対というわけではない。しかし、何かを犠牲にしてまでそれを行う意義があるのか、立ち止まって一緒に考えたい。このことは認知症患者の場合にも当てはまるのではないかと考える。もっ

と言えば、家族の十分な理解や同意なく治療をすること自体、無理強いをする結果となる。不快な症状を取り除いて治療を施すことも、延命治療を差し控えて疼痛緩和だけを施すことも、患者を大切に思う姿勢である[2]。

　この症例を含めて認知機能が低下した患者の場合、患者本人に代わる家族などの代理人による意思決定が必要となるが、そのことに約3分の1の人が精神的負担を感じている。どちらの治療を選択したとしても、家族にのみ選択の決断を委ねるには負担が大きい。そのため医療者が積極的に意思決定を支援することが、家族の精神的不安を和らげるという意味で重要である。患者、家族を支える医療者、介護者などの多職種が意見交換や情報共有を行い、患者や家族がどのような最期を望んでいるかを知ったうえで、医療と介護が協働することが求められる。

2. 身体的ケアと緩和ケア

　「認知症が末期になると本人は痛みをあまり感じなくなる」という意見を耳にすることがあるが、筆者の経験では若年・高齢者にかかわらず最期まで痛みを訴える人は多く、決して痛覚閾値が上昇する（痛みを感じなくなること）わけではない[1]。

　在宅支援診療所が目指すところは看取りと緩和ケア両方の提供である。どちらが欠けていても穏やかに過ごすことが困難となるため、バランスのよいケア能力が求められる。「看取り」の厳密な定義は、「無益な延命治療をせずに、自然の過程で死にゆく高齢者を見守るケアをすること」であり、そのケアには何か特別な知識やテクニックが必要なわけではない。「看取り」を自然の過程ととらえられるように、終末期ケアをする者としての自覚と覚悟が必要である。

　一方、緩和ケアは症状緩和を基本としており、医療的アプローチが必要となる。認知症患者であるA氏の場合、乳房の腫瘍からの出血を見て「どうして？　また、肌荒れが……」と不思議そうな表情をされていたが、それががんであることはわからず、処置をすると「親切にどうも～」とお礼を言われていた。また、がんの進行とともに病巣に触れることが多くなり、たびたび夜間に訪問看護師が止血に走るなどの事象が起こった。そこから“触ることが増えているのは痛みの表現の一つではないか？ 出血が夜間に多いために、睡眠障害が出ているのではないか？”といったアセスメントを行い、症状緩和に努めた。

　一般的にがんの終末期の症状として、痛み、呼吸困難、嘔気・嘔吐、便秘・下痢、倦怠感、不眠、食欲不振、浮腫、不安などが出現する。私たちは問診を中心に聴診や触診で状態を把握し症状緩和を行うが、認知症患者の場合、自

分自身に起きている不調や身体的精神的症状を正しく表現することが難しくなり、混乱やせん妄を招くケースも多い。例えば痛みについて「痛い」と言葉で表現することができず、落ち着きがない、体動が激しい、眉間にしわを寄せるなど言葉ではない方法で表出されることが多い。持続する嘔気では、指を口に入れて吐く仕草を繰り返しており、患者に便の有無を確認すると「便が出ているよ」と返答されるが、アセスメントの結果、慢性便秘が原因による嘔吐症であったケースもある。そのほか倦怠感や不眠からうつ傾向となり、笑顔がなくなり引きこもりのような行動をするなど、多種多様な形で表現、表出される。

医療者は患者の言葉だけに頼らず五感を用い、また患者とより多くかかわる家族や介護者から日々の様子の変化を聞きとることで、わずかな変化をキャッチすることが重要である。そして必ず顔を見て丁寧に声をかけ、身体に触れて安心感を与え、意思疎通ができないからこそ表情や目の動きなどの些細な変化からサインをキャッチする感性が必要となる。

3. 家族の心理的ケア

主治医から病状や大出血などの急変の可能性といった厳しい説明を受けた妹には、抱えきれない不安と大きな介護負担が突然加わることとなった。また、現役で働く自身の生活も維持していくという難しい状況に遭遇することにもなった。今まで直視してこなかったこうした現実と向き合ったとき、いったい誰に相談したらよいのか？ どこで最期のときを迎えるのか本人が意思決定できるのであれば、ご家族で相談して決めることが大切であろう[3]。A氏の場合、最期をどこで過ごすかといった具体的な希望についての話し合いは十分に行われていなかったが、本人はいつも妹に感謝を述べ、一緒に過ごせることを当たり前のように感じていたことから、在宅療養が最も望ましい選択であると誰もが想像できた。

私たちが大切に考えるべきことは、主体が「患者本人」であること、「本人がどこで過ごすと穏やかなのか」、そして「一緒に過ごす家族が対応できるかどうか」である。しかし、認知機能が低下している患者の場合は家族が代理意思決定をする必要があり、それは死の準備教育が十分になされることによって適切に行うことができると考える。「命とは限りあるものである」という認識を本人・家族が受け入れることによって初めて、不安・恐怖・悲しみの時間が穏やかな時間へと変わる[1]。

これは認知症の患者・家族の場合でも同じであり、A氏にとって何が心を穏やかにし、よりよいQOLのために何をすればいいのかを考える場がACP（アドバンス・ケア・プランニング：人生会議）である。このACPを繰り返し行う

ことで、A氏にとって望ましい最期について話し合うことができ、ケアの軸が定まることで支援する者たちの方向性も一致し、穏やかな終末期が迎えられるのである。

4. 穏やかなエンディングをみんなで

　在宅での終末期ケアにおいて、慣れ親しんだ自宅で過ごせることは患者にとって安心感など精神面でのメリットは大きい。しかし一方で、家族には介護負担や不安が大きくなるというデメリットもある。在宅で終末期を迎えるには、人手の確保や急変時の対応、介護者の体力と精神面のバックアップなど、どれが欠けても穏やかなケアにはつながらない。

　大切な人と苦痛なく穏やかに過ごすことや、ありのままの生活を維持できるように援助を行い、よりいっそうの尊厳が保たれるようにと意識すれば、患者に安心感を提供でき認知症の悪化を招かない。また家族や介護者あっての在宅であることも医療者は忘れてはならない。地域のみんなで、『支えるメンバー』が揃えば、たとえ終末期であったとしてもその人らしく、今という時間を穏やかに過ごせるのではないだろうか。

　近年、自宅などにおける看取りが減少し、医療機関で最期を迎える人の数が増加傾向にある。今では約80％が病院での看取りだという。多くの人には臨死の人をケアした経験がなく、人の死は身近に感じられるものではない。在宅で終末期のケアをし、看取った家族や介護者の多くは、死にゆく人を目の当たりにする苦悩や不安や焦燥を抱え、認知症であるかどうかにかかわらず、「ただ死を待っているだけでいいのだろうか」「何かするべきことがあるのではないか」といった動揺や感情のゆらぎを経験する。

　そんなとき、私たちは死を受け入れることを無理強いするのではなく、時間の経過とともに病状が変化し、その状態を自然に受け入れられるのを待ちながら、ケアと説明によって安心や安楽を提供し続けることが大切である。ただし、そこで注意しなければならないことがある。私たち医療者には当たり前のことも、当事者である家族・介護者にとっては常に初めての経験や出来事であり、そうした相手の立場を考えたうえで説明を行わなければ、理解を得ることはできない。

　医療者に必要なのは、患者にとって「最期の時間は、住み慣れた場所や人のなかで、穏やかに過ごすことが今の本人にとって最も価値の高いことである」という「介護や生活」の視点を入れること。そして介護や福祉に携わる者に求められるのは医療を避けないことである。双方とも常に主体を「患者・家族」に置いてものごとを考えることで、互いを尊重し協力し合える関係性の構築を目指す。そのために看護師が担う役割は大きい。なぜなら、看護師

は医療と介護の両方の視点を持ち合わせてケアを行っているからだ。

　認知症とがんを併せ持つ患者の場合、苦痛を表出できないため苦痛評価には客観的評価法が必要となる。また特別な医療処置ではなく、嚥下障害のケア、口腔ケア、排泄ケア、褥瘡ケアなどの基本的な看護的ケアが重要となる。認知症患者には医療行為によってさらに苦痛を増加させない配慮も求められる。それらを総合的かつ客観的に事実を評価し役割分担を行う。そして医療者と介護者のそれぞれが「患者さんのために」というプライドをもったケアにあたる。そのケアの中心に看護師が立ち、Cure と Care を行える能力を兼ね備えていれば、在宅医療の根幹を支えることができる。

おわりに

　認知症の患者に対して、「命とは限りあるものである」という認識を誰もが抱き、死を負の感情ではなく「全うした」「生ききった」という言葉で締めくくりたい。私たちが行う終末期医療・ケアは「医療の敗北」ではなく、穏やかな終末期ケアの支えでありたい。これからの在宅医療は「病院へ通えない」から利用するのではなく、「自宅で療養したい」から選択される医療サービスとして十分に周知されることを願い、認知症患者でも同様に穏やかで充実した在宅療養を提供できることを伝えていきたい。

　医療を担当する者はその人のことを「命を守る」という視点で見てしまいがちである。しかし大切なのは「その患者の生活を支えるケア」、すなわち家族・介護者の視点から見た認知症患者の終末期を考えることだ。家族は、これまでも患者の「病みの軌跡」をともに歩いてきた存在であり、自然過程を十分に理解している。そのような家族を最期まで支えることで、患者の死後も生きていく家族に心の傷が残らず、自分の人生を生きていくことが容易になるのではないだろうか。「命のために」やるべきこと、その人の「人生」を考えたときに「その人らしい最期を全うさせてあげたい」と誰もが思うことこそが、理想的な社会のあり方であると考える。

＊

　A 氏の妹さんより、手紙が届いた。「最期、一人で姉を看取るのは怖かったから看護師さんに来てもらいました。そして、こうやって姉の手を取り、見送れて本当によかった。病院では味わえなかったいい時間を過ごすことができたのは、皆さまのおかげです。ありがとうございました。姉は最期まで自分の病気もわかっていなかったようで自由に過ごしていたけど、訪問に来てくれた人に感謝を忘れず、素敵な最期でした。姉に見守ってもらいつつ、毎日を過ごしていきます」。

これから、さらに高齢化が進み認知症を有する患者が増えていくことが予測される中、認知症の人の終末期ケアを含めた全人的な支援は、『ケアチーム』として医療・介護だけに限らず、行政、司法、業者などその人の人生にかかわるすべての職種、つまり多職種で取り組むことになる。そしてその広がりは無限の可能性を秘めている。多職種が連携を密に行うために、顔と顔の見える関係性だけでなく、立場の違いを認め、他領域にも寛容な姿勢をもちながら、認知症の人、介護者、地域を支えていくことが求められる。

引用文献

1）松本一生：認知症家族のこころに寄り添うケア．中央法規，2013.
2）鍋島直樹：終末期患者の医療についての宗教家の役割．日本医師会雑誌, 148（1），2019.
3）佐原左斗司：医療と看護の質を向上させる認知症ステージアプローチ入門 早期診断、BPSDの対応から緩和ケアまで，中央法規，2013.

医療処置に限界のある施設でのケア
その人の人生の価値観を尊重する

社会福祉法人ジー・ケー社会貢献会 特別養護老人ホーム グルメ杵屋社会貢献の家 施設長　**田中 綾**

　超少子高齢社会である現在の日本には、社会福祉関連制度や介護保険制度に基づくさまざまな高齢者施設が存在する。ここでは筆者が拠点としている特別養護老人ホーム（介護老人福祉施設）の現状について主に述べたいと思う。

ホームでの暮らしに大切なこと

　ホーム（施設）でのケアの生活主体者は、言うまでもなく暮らす人・入居者である。入居者本人（以下、本人）がどのような人生を過ごしてきたのか、そして続いていくホームでの毎日をどのように暮らしたいのか、どのように人生の終わりを迎えることを望んでいるのか。本人の意向を知ることが必須となる。また人生をともにしてきた家族や関係者、ホームでの生活を支える我々チームメンバーの意向や考えも一緒に、暮らしやケアに反映させていくことが大切だと考えている。

意思決定ができる状態とできない状態

　ホームでは、認知症で終末期を迎える方には大きく分けて2通りある。一つ目は長くそこで生活をする過程で認知症を発症しやがて回復の見込みがない病状となったり、あるいは加齢が進み老衰で人生の最期を迎える方。このケースはタイミングを逃さなければ直接本人に終末期の意向を聞くことができる。

　二つ目は認知症が急激に進行し、周辺症状の悪化のためもともと暮らしていた場所での生活が困難となって医療機関での治療を経てホームへ入居され

る方である。この場合、本人が言語的意思表示をできない、もしくは判断能力が低下し意思決定ができない状態にあり、その後終末期を迎えられる。

　まず一つ目のケースについて触れると、特別養護老人ホームは介護施設の中でも入所者の滞在日数が長い施設である。当ホームの場合、2021年3月現在の平均入居期間は3年3カ月。厚生労働省の調査[1]によれば、老人保健施設や介護療養医療施設と比較すると長く生活をともにすることができる場所である。

　この期間を通して、入居者にご自身の胸のうちを少しずつ語っていただく。私たちのホームでは入居初日からこれがスタートする。住まいという大きな環境の変化に際し、本人と家族らに人生最期のときをどのように生き、そしてどのように逝きたいかをお尋ねするのである。それは医療処置に限界のある施設での終末期ケアを、本人主体で考える始まりであるともいえる。生死にかかわるかもしれない出来事や大切な人を亡くされた経験から、すでにそうしたことを考える機会が過去にあった方もいれば、「死」について話すなど縁起でもないと、考えが及ばない方もおられる。でも、それはそれでよい。折に触れ、暮らし方や生き方を考えることがその先にある終末期について考えることにつながるため、長く暮らしをともにするホームで時間をかけながら、そのときそのときの胸のうち、考えを聞かせていただき、その方の暮らしやケアに反映させていく。

　また、本人と家族らと意向が違うこともあるので、必ず両者の意向を聞くことに努めている。ただし先述した二つ目のケースでは、ホームで出会ったときにはすでに自分の意志を言葉で伝えられない状態になっている方も少なくない。2020年11月に当ホーム内で当時の入居者に人生最期の過ごし方の意向調査をしたところ、32％の方は意思表示が難しい状態（図1②）だった。そうした場合は家族らの意向を尊重しながら、暮らしの中で感じとれる入居者の意向傾向やその人の生き方から、どのような意向をもつのかを、家族らとホームのスタッフチームが話し合って方向性を決めていく。

暮らし方・生き方、逝き方への迷い

　入居者本人が言葉による意思表示ができるかどうかにかかわらず、その意向の決定をするにあたって具体的にどのような暮らし方・生き方、逝き方ができるのかわからない場合もある。当ホームでは図2のようなチャートを用いて説明している。その際に気をつけるのは、本人やご家族らが意向選択をしやすくすることであり、説明する者の価値観に基づくことや、これまで多く選択されたものへ誘導しないことが大切である。人生の主体者はその人だ

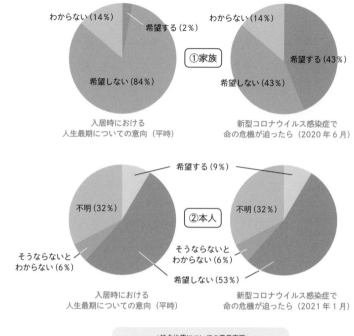

人工呼吸装着などの措置について

①家族

わからない（14%）　希望する（2%）
希望しない（84%）
入居時における
人生最期についての意向（平時）

わからない（14%）
希望する（43%）
希望しない（43%）
新型コロナウイルス感染症で
命の危機が迫ったら（2020年6月）

②本人

希望する（9%）
不明（32%）
そうならないと
わからない（6%）
入居時における
人生最期についての意向（平時）

不明（32%）
そうならないと
わからない（6%）
希望しない（53%）
新型コロナウイルス感染症で
命の危機が迫ったら（2021年1月）

＜延命治療についての意思変更＞
平時：希望する→コロナ禍：希望しない＝変更2名
平時：希望しない→コロナ禍：希望する＝変更2名

図1　「人生をどのように生きたい・逝きたいですか？」
（当ホームでのヒアリング結果）

からだ。

　また、説明をしたその日に「決定してください」と迫るものではないし、決めたことがあっても「意思表示したことを変えないでください」と確定させるものでもない。それは日々暮らす中で何をしたいか、どう生きたいか、どう生きてほしいのかをともに考える機会である。その人の意向は状況と環境により変わることもあり、変化があることを承知のうえで本人や家族らが意思決定していけるように支えることが、生き方・逝き方の自立支援になるのだと筆者は考えている。

　とはいっても、ある時期に明確な意思決定をしておく必要もある。例えば本人や家族らの意思確認ができていない状態で、何らかの健康トラブルが生じて「念のため救急車を呼んでおこう」という事態になれば、もし状態が悪化すると可能な限りの救命処置を行うことになる。その結果、望んでいなかった延命措置につながることもあるのだ。そのため、後に意向は変わるかもしれないけれど、今は「○○という意向である」ということをその時々で

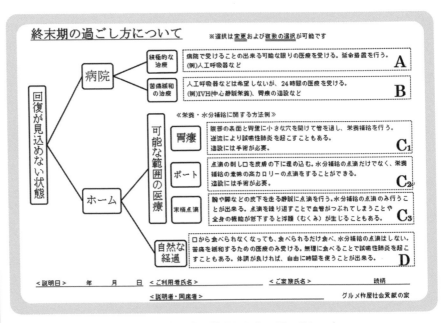

図2 意向確認時に説明とともに用いるシート

確認しておくのも、医療処置に限界があり外部の医療資源を必要に応じて活用するホームだからこそ必要だと感じている。

多職種チームでのケア実践

　医療処置に限界のある施設でのケアは、病気や老いから機能低下が起こることで生じる苦痛の緩和を行っていく。ホームでは「特別養護老人ホームにおける看取り介護ガイドライン」[2]や「終末期がん患者の輸液療法に関するガイドライン」[3]を参考に「看取りの指針」を作成している。看護師と介護職員が入居者の身体の反応、呼吸状態、痰の量や形状などを観察し、医師がこれらの報告と診察によって点滴の量を調整している。

　このようにホームでは医師が本人や家族らの意向を聞き、診察をしながら治療方針を示し、看護師、介護職員、介護支援専門員、相談員、管理栄養士など多職種連携で相談しながらケアを実践している。ケアにかかわることが多い家族や関係者と多職種が集まり、本人の生活の質が保てるケア実践となるようなケアプランを作成している。

　医療的ケアが限定されているというのは、設備環境だけでなく人的資源においてもいえることである。特別養護老人ホームの人員配置では、医師は入居者に対し健康管理および療養上の指導を行うために必要な数とされ、当ホームでは非常勤の内科医が1人、この他近隣のクリニックと提携して内

科、整形外科、皮膚科、泌尿器科、歯科の医師らに往診体制をつくっていただいている。夜間は看護師がオンコール対応となり、介護職員が主となる（当ホームでは一部夜間専従看護師が従事している。勤務内容は主に介護業務であり、必要に応じて医療的ケアを行うことがある）。また、介護職員と看護師や外部医療者との情報共有も重要であり、病態だけを伝えるのではなく、本人や家族らの意向や日々の暮らし、今までの人生から本人が価値をおいているものが何かなども互いに把握をしたうえでケアを行っている。

ホームで最期を迎えたい人への環境づくり

　これらの実践を振り返ると、1997年開設の当ホームではホーム内で終末期を希望する人の実際の看取りは0人だったが、2010年では20件の死亡退去のうち18件が当ホームでの看取り（90％）、2020年は25件の死亡退去のうち、ホームでの看取り17件（68％）と、病院や在宅で最期を迎えるよりも多い結果となっている。

　その背景には、「家族に迷惑をかけたくないから」「どこにも行きたくない」「一人は寂しいから」「知人がいるから」「スタッフさんがいるから」「慣れた場所だから」「私が生きた経験からこのホームがよい」「息子が選んでくれた場所だから」などさまざまな思いがある。この声は約20年間ホームでお一人お一人の看取りに向き合ってきた結果だと思う。

　こうした終末期ケアにおいては、苦痛の緩和と生活の質の確保として環境づくりも重視している。苦痛は身体的な苦痛だけでなく心的苦痛も含まれている。入居者本人も家族らも変化していく心身の状態を少しずつ許容していくためのさまざまな環境づくりである。

　身体的苦痛に対しては医師の指示のもと、看護師が与薬し、与薬後の観察は主に介護職員が行いながら痛みのコントロールをすることもある。不安や悲しみなど精神的な苦痛では、ベッドから起き上がることが難しくなり居室からリビングに出られなくなってきた方がいれば、居室の扉を開け日常の変わらない会話が聞こえるようにし、また家族らだけの時間を大切にしたいと感じる時期にはその方々だけの時間と空間をつくる。

　これは以前、ホームで祖母を看取った男性が「このホームはいつも入居者の人やスタッフさんが近くにいてくれるから、ばあちゃんは寂しくなかったと思う。そして自分も別れる寂しい気持ちが紛れた。それと同時にばあちゃんの姿を見て思わず涙がこみ上げてきたときに、人目を気にして泣けないこともあった」と後に語ってくれたことがあった。必要なときに必要なケアを提供しつつ、ときには距離感を保つことの大切さを教えてくれた出来

事だった。

本人と周囲の意向はイコールとはかぎらない

　終末期ケアをホームで実践するうえで欠かすことができないものとして、本人の意向、家族らの意向、状況に対する専門的なアセスメントが挙げられる。冒頭で述べた一つ目の方々（ホームで暮らす中で認知症を発症したり、老衰で最期を迎えるケース）は、生活する中で本人や家族らの意向や価値観を知る機会があり、これらを終末期ケアに活かすことが多い。しかし、2つ目の方々（自宅生活で認知症が急激に悪化してから入所されたケース）は、私たちが出会った時点の状況から考慮することが難しい状態になっていることがほとんどである。この場合、家族らからかつての本人の意向を聞き、家族らの意向を主たる現意向とすることになる。

　いずれの場合でも覚えておきたいことは、本人の意向と家族らの意向は必ずしもイコールではないということだ。当ホームでは2020年に「延命治療を希望するかどうか」という意思確認を行った。その結果、延命措置を希望するの本人9％に対して家族・関係者は2％だった。また延命を希望しない本人53％に対し家族は84％（本人の32％は意思確認ができず、家族の14％が「わからない」）だった（図1）。

　さらに、平時とは異なる状況であるコロナ禍においても意向調査を実施した。新型コロナウイルス感染症を罹患した場合の呼吸器装着について希望するの本人9％に対し、家族・関係者は43％、希望しない本人53％に対し家族・関係者は43％だった（図1）。

　これらのデータから言えることは「本人と家族らが異なる選択をすることがあり、またおかれた状況により選択が変わる場合もある」ということである。本人の意向が優先されるべきだとか、家族らの意向のほうが尊重されるべきだと考えるのではなく、それぞれの意向を確認し、なぜその選択をしたのかについて対話していく過程こそが大切である。状況が移り変わり、より現実味を帯びてくると考え方も具体的になる。一人ひとりが真剣に考えたうえでそれぞれの思いがあるので、丁寧に話し合うことを心がける必要がある。

　これらの意思決定を本人や家族らにしてもらう中で、自分たちが今現在できること、できるようになるための検討をすることを本人や家族・関係者に明確に示す必要がある。前述した図2の内容がその見える化の一つだ。在宅医療の進化とともに高齢者施設での終末期ケアは徐々に変化してきているが、私たちが取り組む終末期のケアは治療でなく、苦痛の緩和が主たる目的であること、病院と違い24時間の持続的医療ケアはできないこと、医療ス

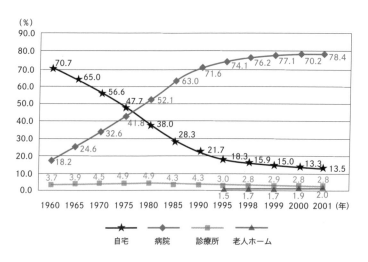

（%）

| | 1960 | 1965 | 1970 | 1975 | 1980 | 1985 | 1990 | 1995 | 1998 | 1999 | 2000 | 2001 |

自宅：70.7 65.0 56.6 47.7 38.0 28.3 21.7 18.3 15.9 15.0 13.3 13.5

病院：18.2 24.6 32.6 41.8 52.1 63.0 71.6 74.1 76.2 77.1 70.2 78.4

診療所：3.7 3.9 4.5 4.9 4.9 4.3 4.3 3.0 2.8 2.9 2.8 2.8

老人ホーム：1.5 1.7 1.7 1.9 2.0

★ 自宅 　◆ 病院 　■ 診療所 　▲ 老人ホーム

図3　死亡場所の内訳・推移（厚生労働省 平成13年人口動態統計より）

タッフがいる時間には限りがあることを踏まえると、1970年代ごろの日本の家庭50％ほどで見られたといわれている自宅での看取り（図3）[4]の状況に似ているともいえるだろう。異なることは、現在では人の暮らしの中に平時の状態を継続的に測定できるテクノロジーが活用され始めており、普段と異なる状況と比較することで、適切なときに意向の再確認をしたり、適切なタイミングで暮らし方や提供するケアを切り替えることもできるようになっている。

　こうした多職種アセスメントの自動化を導入するために必要な、医療資源に限りがあるホームでは、多職種連携と共通認識をより高められることも期待されている。当ホームでは2013年より株式会社パラマウントベッド製「眠りSCAN」[5]などを活用している。

最期まで食を楽しむ

　人間が人生を終えようとするとき、体内に摂り入れる水分や栄養を徐々に減らしていく。このような時期になると食べることのもつ意味は「栄養補給」ではなくなり、それを支えるケアの目的は「楽しみのため」に変わる。また体位交換や排泄ケア、入浴ケアなどを行うことが難しくなってしまった家族の中には、食べることへのケアに参加したいと考える方も少なくない。本人の希望はもとより、家族らのこのような思いを支援することも当ホームでのケアである。

　ただし、希望すれば何でも無条件に食べられるわけではなく、本人や家族らの意向を配慮しつつ、そのときの状態をアセスメントしたうえで食べ物を

選択し、形状や量を見極めて、身体のポジショニングなどを家族らと確認したうえで楽しんでいただくようにしている。終末期では特に、口の中で溶けやすく喉ごしがいいアイスクリームやシャーベッドなどを、味わって楽しめるようにすることが多い。また、例えば本人が「焼肉を食べたい」と希望された場合には、調理師が味を再現したゼリー食を提供することもある。

　思うように食事ができない状態だとしても、食べたいものを口にすることで味わいを感じて心を満たしたり、ときには楽しかった思い出を噛みしめることもあるだろう。それは傍らにいる家族や関係者の愛情を感じながら、ともに過ごすかけがえのない時間を豊かにしてくれるものである。このように、私たちが提供できる医療処置には限界があるが、その人の人生の価値観を尊重しながら、よりよい End Of Life と Quality Of Death のために対話を繰り返しながらケアを実施していくのである。

　読者の皆さんにも、人生の終盤でケアを受ける場面が来るかもしれない。その準備として、自分がどんな人生を歩んできたのかを誰かに語れるよう書き留めておくのはいかがだろう。「平凡すぎて書くほどのことでは……」と思うかもしれないが、いつかあなたを支えようとする人たちにとっては、そうしたなにげない日々の積み重ねの記録が、人生の中であなたがどのようなことに価値を見出してきたのかを知る、大切なヒントになるかもしれない。終末期における意思決定が必要になったとき、自身の意向として家族や関係者、ケアスタッフがその価値観を引き継げるようにしてほしい。

引用文献

1) 厚生労働省：介護老人福祉施設（特別養護老人ホーム）の平均在所・在院日数. 介護サービス施設・事業所調査 平成 25 年，2013.
2) 三菱総合研究所：特別養護老人ホームにおける看取り介護ガイドライン. 特別養護老人ホームにおける施設サービスの質確保に関する検討報告書，2007.
3) 日本緩和医療学会 緩和医療ガイドライン委員会：終末期がん患者の輸液療法に関するガイドライン 2013 年版，2013.
4) 厚生労働省：平成 13 年人口動態統計，2001.
5) 眠り SCAN NN-1110 ／ NN-1310. パラマウントベッド ホームページ. (https://www.paramount.co.jp/product/detail/index/20/P0053068)

インフォームド・コンセント後のフォロー
「〜はできない」と言われた認知症の人をどうケアするか

医療法人協和会 千里中央病院 認知症看護認定看護師　**吉田 みのり**

はじめに

　経口摂取はできない、家には帰れないなど「〜はできない」と説明されると、途端に本人の思い描いていた生活を送ることができなくなる。"できない"と言われ、心身や生活環境に変化が起きることになっても、認知症の人はその説明が十分に理解できなかったり、覚えていられなかったりするために、突然理不尽に取り上げられたと感じてしまう。その結果、憤りや不安、不満を感じて BPSD が悪化してしまうことが多い。

　仮に ADL が低下することになってしまっても、認知症の人がその変化にうまく適応して、新たなその人らしい生活を見つけられるように、そしてそれを継続できるように支援することが私たち看護師の役割であると考える。その人らしい最期が迎えられるように、生活の再構築の支援を行い、ADL 低下イコール QOL 低下とならないように、認知症者の声に耳を傾け、自己決定を支え、最期まで尊厳を保つことができるような支援を目指していきたい。

生活史の把握

　〜はできないと「言われた後」の看護ケアを考えるためには、前段階の「言われる前」からの準備が非常に重要となる。

　私たち医療者は、常に患者やその家族にとって最善のケアを目指しているが、認知症があると本人の意向の確認が十分にできないことが多い。近年は認知症者の独居や老々介護が増えており、家族からの情報も十分に得られず、認知症のその人が何を好み、何を大切にし、どのように生きてこられた

のか皆目わからないというケースが増えている。認知症の終末期ケアを「難題」と感じるのはこういった背景があるからだと推察する。

　人は生まれ育った環境や仕事内容、一緒に過ごしてきた家族、周囲の人々との関係、患った病気の体験やその対処方法など、意識しているかいないかにかかわらず本人の考え方や行動にさまざまな影響を与えている。本人からこれらの情報が十分に得られなかったとしても簡単に諦めるのではなく、ケアのかかわりの中から少しずつ情報収集を重ね、収集した情報を紡いでいけばいいのである。

　私たちは患者の人生の時間軸の「現在」に接している。その時間軸に沿って患者の歴史である「過去」から現在までを知り、患者のものの見方や行動の理解へとつなげていく。そしてそれをもとに患者の「未来」が患者にとって最善なものとなるように、本人の思いに寄り添ったものとなっているか、アセスメントとケアを繰り返していくことが重要なのである。

心身のコンディションを整える

　インフォームド・コンセントを行う前後の理解度を確認する際には、準備段階として心身の状態をアセスメントする必要がある。認知症の人は、自分の心身の不調を的確に相手に伝えることが難しくなっているため、医療者が認知症の人の現在の心身の状態をアセスメントし、適切に対処したうえで、大事な話に集中するための心身のコンディションを整えることが重要となる。

　頭痛や腹痛など体調不良があったり心配ごとがあったりすると、物事に集中することが難しくなるという経験を誰もが一度はしたことがあるのではないだろうか。例えばあなたは今、虫歯がとても痛む。そこに後輩の看護師から相談ごとを持ちかけられたとしても、痛みに気をとられて話の内容に集中できず、ましてや相談への適切なアドバイスを考えることは難しいのではないだろうか。痛みを我慢しながら対応したとしても、おそらく最大限のパフォーマンスは発揮できないであろう。

　認知症の人ももちろん同じである。当たり前だが疼痛や興奮、混乱などがコントロールできていない間は説明に注意を向けることができない。しかしそれらが落ち着くと内容に集中でき、理解できることもある。話の辻褄が合わないと思っていた認知症の人が、便秘や脱水が解消されると簡単な会話や質問に見合った返答ができるようになる、というのはよくある話であり、認知機能の低下には身体の状態が大きく影響することは言うまでもないだろう。

　認知症の人にインフォームド・コンセントを行う前や後には、本人が最大

限の認知機能が発揮できるよう、心身のコンディションを整えることが大切なのである。

本人の意向と理解度の確認

　説明への理解度を確認するために、行われた説明を認知症の人がどのように理解し判断したのかを尋ね、その人の理解の仕方や判断の過程を把握する必要がある。医療者の提案した医療やケアに反対しなかったからといって、十分に理解できているとは限らない。本人の理解した内容を丁寧に評価して、医療・ケアへの同意を得られたのか確認することが大切である。

　そして、理解度の把握とともに本人が本当に望むものを選択できているのか、その人のものの見方や行動から推測されるものと、選択されたものとの間に大きな相違はなかったのか、「生活史の把握」を参考に推察することも重要である。

　病状や認知機能の低下から、その選択が健康なときに行うものと一致しない場合がある。さらにはそもそも何を望むのか選べないこともある。「〜はできない」と説明されたとき、認知症の人でなくても本来の望む生活が不可能とわかれば、悲しみや苦悩、喪失感を抱くことは想像に難くない。加えて、認知症の人は、認知機能の低下から説明を十分に理解できていなかったり、説明内容を忘れてしまったりしていることがあるため、決定した医療、ケア内容であっても理不尽さを感じて憤りを覚えたり、あるいは悲しみから意欲が減退してしまいセルフケア能力が低下し、さらにあたかも認知機能が低下してしまったように見えることもある。

　したがって、相手が理解していることを確認できた場合でも、本人や家族が選択した医療・ケアを試みながら、本人の反応を改めて確認し、継続的に意思決定支援を行っていく必要がある。

　ここで、私がかかわった患者について紹介する。

　認知症のあるＡさんは、原疾患の影響で嚥下障害があり誤嚥性肺炎を繰り返し、いよいよ経口摂取のみで必要エネルギーを確保することが困難となった。Ａさんには身内がおらず、医療者は今後の治療方針として胃ろう造設や中心静脈栄養を考えていたが、Ａさんは「なんでこんなことになったんや」「飯を食わせろ」という訴えを繰り返した。

　医療チームは、Ａさんの認知機能を評価したうえで、Ａさんが理解できるように胃ろう造設や中心静脈栄養のそれぞれのメリットやデメリット、今後の経過を少しずつ繰り返し説明した。その後Ａさんより「胃に食べ物を入れる」「胃から食べる」という明確な意思表示があり、胃ろう造設を行うことに

なった。

　しかし、Aさんは認知機能の低下から胃ろう造設を選択したことを忘れてしまい、その後も「飯を食わせろ」という訴えを繰り返した。Aさんにとって、胃ろう造設は消去法で残ったものを選択したにすぎず、本来は「口から食べる」ことを選びたかったのだ。

　食事とは、人間が生命を維持するために不可欠な営みであるばかりでなく、食習慣や思考など個々人が築いてきた食文化を反映した営みでもある。[1]つまりただ単に栄養素を補給するだけでなく、その人らしく生きるための社会文化的な営為なのである。

　では、そもそもAさんにとって「食べる」とはどういう意味があるのか、どういった姿で長生きすることをイメージしているのか、何かしたいことがあるのかなど、Aさんのこれまでの生き方や考え方を参考に推察と確認を繰り返した。すると、若いころ貧しかったAさんは、食べなければ死んでしまうかもしれないという局面に何度も遭いながらも、必死に食べられるものを探して口にして生きてきたことを誇らしく思っていることがわかった。Aさんにとって「食べる」とは「よりよく生きること」そのものであり、食べられないことは生きる意味、己の価値を失うことにつながっていることがわかった。

　病棟では、そうしたAさんの思いを受け止めて寄り添い、誤嚥のリスクは非常に高い状況だが人生の最期まで「食べること」＝「生きること」を支えることを目指し、「胃ろう造設を行いながら一口でも経口摂取を行う」という新たな方針が検討された。病状の進行に合わせ、ゼリーの摂取、ジュースやソースなどで味をつけた綿棒で口腔マッサージを行う、好みの味の保湿ジェルを塗布するなど、最期までAさんが少しでも「食べている」と感じられるようにケアを工夫し実施していくこととなった。

医療・ケアへの反応の確認

　認知症の人は自分には何ができなくなるのかをイメージし、そのことから生活上どのような支障が出てくるのか予測することが難しくなっている場合がほとんどである。いざ選択した医療や看護ケアが行われても本人は「こんなはずではなかった」と、不測の事態に見舞われたと感じ混乱していることが多い。そのため、必ずその医療やケアに対する反応の確認が必要である。

　また、Aさんのように説明内容や意思決定した内容を忘れてしまう場合もある。その場合は再度説明し、同じ内容の意思決定を行うか確認する。毎回意思決定の内容が変わるようであれば、本人は説明内容を理解できていない可能性もあり、説明の仕方や意思決定能力の再評価を行う必要がある。しか

し注意しなければならないのは、本人や家族はその度につらい選択を何度も迫られることになるということである。そのため、再度説明する際には時期や方法、内容などを医療チームで慎重に検討してから実施することが何より大切である。

認知症が進行すると言語的なコミュニケーションが難しくなり、ケアへの反応を言語では確認できなくなる場合も多くある。病棟の看護師から「情報もないし、言葉での返事もないし、患者さんのことが全然わかりません」と言われることがある。その際、私は「入院したその日からその人の生活史（歴史）が始まっている。今から見つけていけばいいよ」と伝えている。そうすれば今この瞬間から「何もわからない患者」ではなくなる。言語での返答がなかったとしてもケアへの反応、例えば顔や体のこわばり、表情、行動を言葉以外で表現された本人の意思決定ととらえ、そのケアが好ましいのか好ましくないのかを探り、本人の人となりの理解へとつなげていくことができる。そのように日々の療養生活を支え、それを豊かにしていくことが私たち看護師の重要な役目である。

しかし、その小さなシグナルへの解釈はあくまで医療者の見解（価値観）に基づくものであり、独りよがりのケアとならないように、ケアへの反応を多職種や家族と共有し、本人の意思に添ったものとなっているか、QOLを高められているかを繰り返し確認し合うことが重要である。

生活の再構築への支援と継続的なアシスト

本人の意思決定に基づいた医療やケアを行っていても、時間の経過とともに本人の意向や価値観が変化することがあるため、その時々の本人の揺れ動く思いに気づき寄り添うことが重要となる。

認知症のあるBさんは、入院時から一貫して自宅に帰りたいと話していた。医療チームは、認知機能の低下から独居での生活には全般的に介護サービスなどの利用が必要だろうと考えた。本人の希望に添えるように、どうすれば安全に自宅での生活が継続できるのか、自宅での生活をイメージしながら入院生活のサポートを行った。入院生活が円滑に送れるようになってきたころ、Bさんは自宅に帰りたいと言わなくなった。Bさんの変化に気づき話を聞いてみると、独居生活に不安があったこと、近所に仲のよい知人がいないこと、他の生活がイメージできず自宅に帰るしかないと思っていたことがわかった。

そこで、何を大切に考えるのか、どのように暮らしたいのか、Bさんと何度も話し合いを行った。Bさんは、今までの生活を保持したい思いと、さま

ざまな手助けが必要となる自分に折り合いがつけられず苦しんでいた。しかし、入院生活を継続する中でスタッフから多くのサポートを受けることで、Bさんは生活のしやすさを感じていた。そして次第に、古い家屋で不安を抱えながら独居を継続するより、誰かの見守りのもとで安心して生活したいという方向へ意向が変化していったのである。

最終的には、Bさんは仏壇を持っていくことができるのであれば住み慣れた自宅でなくても構わないのだと話し、呼べばスタッフが駆けつけてくれるサービス付き高齢者向け住宅への退院を選択した。それは元気だったころのBさんが望んでいた形ではなかったが、Bさんは今の状況に応じた新たな理想を見つけることができたのである。

家族支援

認知症の進行によって本人の意思が確認できない場合、人生の最終段階における医療・ケアの決定プロセスに関するガイドラインでは「家族等が本人の意思を推定できる場合には、その推定意思を尊重し、本人にとっての最善の方針をとることを基本とする」「家族等が本人の意思を推定できない場合には、本人にとっての最善の方針をとることを基本とする」[2]とある。

可能な限り認知症の人の意向に沿ったものであったとしても、自分自身のことを決めるのとはまた違って、家族は大きなプレッシャーを抱えている。そして、決定した後にも家族はその判断に悩み続けていることが多く、あのときの判断は間違っていなかったのか、もう一つの方法を選択していたほうがよかったのでないかと後悔が尽きない。最善の策と確信していても人の心は揺れ動き、迷い、混乱するものである。

したがって、決して家族に「代理決定」してもらうのではなく「意思代弁」を促すように努め、どのようにしていけばよいのかをともに考える姿勢を示すことが重要である。たとえ自然に委ねるという選択をとることになっても、決して家族がその人を見捨てたという感覚を抱かないよう、悩み考えたプロセスを労うことが求められる。[3]

そのためには、家族に認知症の人のケアへの反応をこまめに丁寧に伝えることが大切となる。認知症のその人が笑顔で過ごせる時間はあるのか、それはどんなときなのか、どのようなケアの際に心地よさを感じているのか、逆にどのようなことに体をこわばらせたり、緊張するのかなどを伝え、互いに共有し、今の心身の状態でのその人らしい生き方、過ごし方を家族と医療チームが一緒に探っていくのである。そのプロセスの中で「これでよかった」と家族が思えるように、今の状況に応じた新たな価値を見出すことを支える

のも私たち看護師の役割だと考える。

多職種チームの連携強化

　私は認知症ケアチームとして活動する中で、患者・家族そしてそこにかかわるすべてのスタッフをケアの対象者として考えている。患者・家族への最善のケアの実践を目指すためには、ケアする者たち自身の能力を最大限に発揮することが不可欠だからである。患者や家族に対してアセスメントするのと同じように、スタッフに対しても丁寧にアセスメントしフォローすることが大切である。

　ある言語聴覚士が「自分の介助したスプーン一口が、患者の状態を悪くさせているのではないか」と悩んでいた。またある看護師は、血管確保ができず「先輩が受け持ちだったらできていたかもしれないのに、今日私が受け持ったせいで死期を早めたのではないか」と悩んでいた。

　医療者はみな強い使命感をもっており、自分がなんとかしなければならないと考えていたり、うまくいかないのは自分が至らないせいだと自身を責めたりする人が少なくない。しかし、定期的に開かれる多職種カンファレンスでは、患者や家族の話はしても自分の悩みを話すスタッフはほとんどいないのが現状である。私たち医療者は、医療やケアを行ううえで苦しかったこと、つらかったことをしっかりと吐き出し、相談できる場を意識的に設定することが大切である。自分は一人ではなく、医療チームの一員であることを意識し、チームメンバーに抱えている悩みや問題を知ってもらうのである。

　多職種の仲間にそれらを伝えることで、自分一人では思いつかない発想や知りえなかった情報を得られることも多い。さまざまな専門職のもつ知識を皆で共有することで、その時々に生じる問題を早期に適切に解決できる。患者にかかわるすべての職種で、それぞれの悩みや問題を共有し互いが補完し合うという風土をつくっていくことが重要であると考える。

おわりに

　認知症の終末期ケアでは、認知機能の低下から本人の理解度や意向の把握がしづらいために、各プロセスを行きつ戻りつしながら何度もアセスメントと実践を繰り返す必要がある。ケアへの反応を見て、その都度患者本人と家族、医療チームと情報を共有し話し合いを重ねながら多面的な支援へとつなげていくことが大切である。行きつ戻りつし、話し合いを繰り返すからこそ、個々に応じた支援を積み重ねることができ、そのたびに各プロセスを深化さ

せることができるのである。ぜひポジティブにとらえて認知症者の終末期ケアに取り組んでほしい。

引用文献

1) 山田律子編：生活機能からみた老年看護過程＋病態・生活機能関連図. 医学書院, p17, 2010.
2) 厚生労働省：人生の最終段階における医療・ケアの意思決定プロセスに関するガイドライン, 平成30年3月.
3) 高山成子編：認知症の人の生活行動を支える看護. エビデンスに基づいた看護プロトコル, 医歯薬出版株式会社, p125, 2014.

参考文献

・厚生労働省：認知症の人の日常生活・社会生活における意思決定支援ガイドライン. 平成30年6月.
・小川朝生：あなたの患者さん、認知症かもしれません, 医学書院, 2017.
・水野裕：実践パーソン・センタード・ケア, 株式会社ワールドプランニング, 2011.
・成本迅：認知症の人の医療選択と意思決定支援. 本人の希望をかなえる「医療同意」を考える, クリエイツかもがわ, 2016.

自宅と病院、最期をどこで迎えるか
それぞれの理想と困難

公益財団法人 浅香山病院 看護副部長／ひまわり訪問看護ステーション 所長 　土田 京子

はじめに

　認知症高齢者に現れる症状は、その進行に伴って本人や家族の暮らしに大きな影響を与えながら変化していく。

　初期のころはちょっとしたもの忘れ程度のため日常生活に支障はないが、次第に今までできていたことができなくなる。このころに家族が本人の異変に気づき介護保険サービスを利用するようになるが、さまざまなトラブルが発生し出すと、やがて24時間の見守りが必要になっていく。同居する者は本人ができなくなったことを担わなければならなくなり、自身の生活に犠牲を払う必要が生じることに負担を感じるようになる場合もある。また、介護に対する抵抗（暴言や暴力）などが強くなると、家族には介護そのものが困難となる。そうして本人と家族は、「在宅」か「施設」か「入院」かという選択の岐路に立つことになる。

在宅で最期を迎えることのよさ

　認知症高齢者にとって、慣れ親しんだ家や住み慣れた場所で、家族と生活が送れることほどの喜びはない。ただ、本人の意思決定を行うことが困難となったときには、身近な家族（夫婦、子ども、兄弟）の意思が優先され、それによって人生最期の迎え方が決定する。

　生前の本人との交流の中で真意をどれだけキャッチできているかが、家族の判断材料に影響する。その過程で家族が「本人の最期は自宅で迎えさせたい」と覚悟をもてるようになることがとても重要である。その瞬間から家

族と支援者による体制の歯車が動き始め、最終段階に向けた本当の出発となる。ケアマネジャーを中心に医師による往診、訪問看護、訪問介護、訪問入浴、福祉用具等など医療と介護の両輪を活用したサービス体制が整備される中で、最期を迎えるときまで認知症の症状は（一般的には）ゆっくりと進行していく。介護者による世話は長期戦となり、病状の進行に合わせて起こる身体機能の低下や生活障害のために介護量が増えたりと、決して順風満帆ではない。

最後まで食べさせたい

　自宅介護者は、「最後まで食べさせたい」という思いのもとで毎食の介助をする。たとえ嚥下機能が低下していても、本人が条件反射のように開口すれば介護者は食べさせ続ける。その結果、誤嚥性肺炎を起こし、往診医師の指示で絶食となって抹消点滴による治療を1週間前後行うことになる。以後、この「食べる」→「誤嚥性肺炎」→「絶食・抹消点滴治療」が繰り返され、次第にそのサイクルが短くなっていく。身体機能もさらに低下して、痰を排出することが自力ではできなくなり吸引で除去するようになる。加えて抹消血管の確保も困難になっていく。

　在宅では、こうした状況の変化があるたびに介護者（家族）の決断が求められる。そのときに重要なのは往診医師が現在の状態を説明し、在宅での治療の限界についてインフォームド・コンセントを行うことであり、介護者はそれに基づき、これからも食べさせ続けるのか、抹消点滴をこのまま継続するのか、食事は味わうのみで楽しみ程度にするのか、枯れるように自然な形で見守るのかを決断しなければならない。

　その際の心理として、「食べることを止める・抹消点滴も止める」＝「死に直結する」と思うのが普通かもしれない。自宅での看取りを覚悟はしていても心の揺れは起こる。介護者が抱え込むこうした重責に理解を示し自己決定を支える存在が、同じ家族であり支援者たちである。看護師は早い段階から介護者とACPについて対話を始め、心の揺れに添い続けながら支援を行う。

　こうして最終的な自己決定を終えた介護者は、家族や医療と介護という両輪の支援者とともに本人の最期を迎えることができる。そして亡くなった後には、看護師がグリーフケアのために自宅を訪れる。お花をご仏前に供え、介護者とともに生前の本人について話をしながら、家族が抱く喪失感を埋めるお手伝いをする。看護師自身もそうした語りを通して、介護者にとって本人が大切な人であったことや、介護をしてきた中での喜び、本人が息を引き取る瞬間の安らかな表情への思い、最後まで見届けたことから得た安堵感、

決断をしたことへの心残りの少なさなど知ることができる。

在宅で最期を迎えるうえで直面する困難

いくつかの理由から住み慣れた自宅での生活が難しくなり、本人の意思に反して施設や病院を選択しなければならない場合もある。

1. 一人暮らしの認知症高齢者

かつてのような大家族での生活が失われて核家族化した現在では、子どもたちは別世帯で暮らしており、夫や妻の死別を機に独居を余儀なくされている高齢者が増えている。近所で馴染みのある人たちも同様に高齢化しているため交流も減り、孤独に暮らすことになる。

認知症高齢者は、自分でできなくなることが増えていく中で、独り必死に生活を送っている。そして家族が久しぶりに自宅を訪問したときに初めて親の異変に気づき、そこから介護保険サービスの導入に至る。あるいは近隣からの通報で地域包括が動き介入が始まるケースもある。しかし本人は認知症のため現状認識ができず、サービスの受け入れを拒むことが少なくない。そんなときは先駆的に訪問看護から介入を開始し、本人との関係を築きつつ生活状況の把握を行いながら見守り体制を整え、他のサービスへつなげていく。

支援体制の全体を見渡すケアマネジャーは、認知症高齢者である本人の経済状況を加味したサービス内容を検討する。訪問看護が認知症の進行に応じた心身状態のアセスメントや内服管理を行い、ヘルパーが日々の生活支援を担い、デイサービスでは食事・入浴の機会を保ちながら他者との交流をはかる。これらの多職種が互いに情報を共有し支援を継続していく。

しかし、病状の進行に伴って発生するさまざまな問題のたびにサービス内容が変更となり、やがてその対応が追いつかない状態に至る。徘徊や火の不始末などによる生命の危機や近隣への迷惑行為などが生じた場合、在宅での独り暮らしが困難になり、身寄りがなければ公的支援者たちの判断で本人の身の安全を保護するため、介護施設もしくは精神科病院へ緊急入院措置をとらざるを得ない。

別世帯の家族がいる場合はサービス担当者から直接家族へ情報提供を行うが、自身の生活が脅かされているわけではない家族は緊迫感を感じないことが多い。そのため急を要する対応の判断が遅れることもある。したがって日ごろから家族も巻き込み、彼らの意思を尊重した支援体制をつくることが重要となってくる。

2. 認知症高齢者への虐待（暴言・暴力・身体拘束・ネグレクト）

高齢者夫婦や子どもと高齢な親の二人暮らしで、外部との接点をもたずに生活を送っているケースに多いのが虐待問題である。加害者である介護者たちには自覚がないため、周囲からの通報による発覚を機に基幹型を含めた地域包括支援センターが介入し、介護保険サービス利用につながるが、当事者らの危機感の希薄さや経済的事情などから必ずしも導入は容易ではない。

ここでも、外部との接点をつなぐ糸口として訪問看護から介入を開始するケースが増えている。訪問を通して生活状況や日常的な虐待発生の有無を確認し早期対処ができる体制をつくり、介護者の心身の状態を把握して再燃防止へのアプローチを行いながら見守りを継続するのだが、それでもいつかは在宅生活に限界がくる。

また、経済的には問題のないごく一般的な夫婦でも虐待は起こる。二人の関係が良好であればあるほど、介護者は熱心に世話をし「自分が看なければ」という使命感も強い。その結果、一人で負担を抱え込むという傾向がある。症状の進行から徘徊やろうべん、介護抵抗、睡眠障害が現れることで疲弊し、それでも自身を追い込み続ける。やがて正常な判断ができない状況に陥り、本人の行動を制止しようとして虐待につながってしまう。当人は第三者から虐待を指摘されて我に返り、罪の意識から自身を責めて長く後悔の念をもち続けることにもなる。

3. 経口摂取が困難になり身体の状態が悪化

認知症終末期になると徐々に嚥下機能が低下する。介護者は「最後まで食べさせたい」という思いで食事介助を行うが、先述したように誤嚥で肺炎を発症し入退院を繰り返して身体機能が低下することで、食べる量が減り覚醒時間が短くなってしんどさが増えていく。介護者は悪化を繰り返して弱り、つらそうな本人の姿を見ることに堪えきれず、急性期病院から療養病院への移行を選択する。

病院で最期を迎えることのよさ

BPSD の出現で在宅生活が困難になり、病院での治療が必要となっても、早期治療を行うことで住み慣れた自宅や終の棲家となる施設への退院を目指すことができる。

筆者が勤務する病院の認知症急性期病棟では、認知症医療チーム（医師・作業療法士・臨床心理士・精神保健福祉士・看護師・ケアワーカー）による認知症クリニカルパスを活用し、各職種の役割の中で情報共有を行い互いに連携して

ケアの方向を一致させ、医療の提供を行う。

　入院時にはまず入院の目的を明らかにし、速やかに環境に適応できるよう援助を行い初期計画を立案する。1週目には薬物調整のほか、NPI-NHを用いたBPSDの査定とセルフケア査定を行い、初期計画を修正する。問題となるBPSDや生活障害に対しては多職種カンファレンスを繰り返すことでケアの統一をはかる。提供するケアの内容はBPSD軽減のための環境調整、非薬物療法の実施（生活援助・回想法・光療法・生活機能回復訓練・疾患別のケア・個別ケア）、家族ケア（家族教室・個別ケア）である。

　1カ月目には、入院時からのBPSDの変化をNPI-NHで査定し、治療効果の査定を行い、家族・行政機関・ケアマネジャー・施設職員などが参加するカンファレンスを開催して退院に向けた方向性を検討し、退院後の生活の場を決定する。その後も必要に応じて話し合い、介護サービスを選定して調整後に継続したケアが行われるよう各事業所に情報提供をする。

　家族は患者の介護で疲弊した状態であるため、この期間を利用して心身の休息をはかることが可能になる。治療が開始すれば患者が落ち着く様子を見ることができ、専門スタッフと対話する中で入院前に抱いていた患者に対する陰性感情が払拭されて、患者と自身たちの今後について冷静に考えられるようになる期間でもある。退院後の方向性を考える際には、その後の生活が患者の希望を尊重したものになることが望ましいため、入院中の家族支援は重要である。

　一般科急性期病院での認知症高齢者における治療上のトラブルや管理上の問題から、2016年の診療報酬では、身体疾患のために入院した認知症高齢者に対する病棟の取り組みや多職種チームの介入が評価される「認知症ケア加算」が新設された。これにより認知症の症状悪化を予防し身体疾患の治療が円滑に受けられることを目的に、チーム（医師・社会福祉士・薬剤師・理学療法士・看護師）で連携した活動が行われるようになった。

　その内容は、病棟の環境調整やコミュニケーション方法などの看護計画・実施・評価を行う、入院時から退院後に必要な支援について患者・家族を含めて検討する、適宜カンファレンスを開催し各病棟を巡回して病棟での認知症ケアの実施状況を把握するとともに、患者家族および病院職員に対する助言を行う、職員対象に認知症患者のケアに関する研修を定期的に開催する、といったものだ。

　提供されるケアは、薬物調整や治療の見直し、転倒転落予防のための環境調整、痛みや頻回な尿意などの症状への対応、睡眠パターン改善のための活動などを各職種の専門性を生かしながらチーム全体で調整すること。こうしたチームの支援を受けることで、認知症高齢者は治療に専念ができ早期に回

復し、長期入院が避けられ以前の生活を取り戻すことにつながる。

病院で最期を迎えるうえでの困難

　認知症治療病棟に入院中の患者は、症状の遷延や経済的理由から自宅や施設退院ができず入院が長期化してしまうことがある。患者は生活環境や衣服・食事・嗜好品・日用品・私物などが、セルフケア能力の低下に伴い職員の管理下に置かれるようになる。

　病棟では1日のスケジュール（覚醒→朝食・服薬→排泄介助→昼食・服薬→休息→排泄介助→おやつ→夕食・服薬→排泄介助→眠剤服薬→就寝）と週数回の入浴をこなしながら時間が過ぎていく。医療従事者は検温・処置・点滴交換・食事介助・オムツ交換・保清・シーツ交換などの業務を優先して動くため、必要なとき以外は患者のそばに行くことはない。

　生活環境では個人の空間確保が十分ではない集団生活を余儀なくされ、馴染みの物や人と切り離されて周囲から受ける刺激も少ないため、これまでの日常のペースとの落差から「自分らしさ」がどんどん失われていく。

　認知症の進行で心身の機能が低下すると、ベッド上で寝たきり状態になり、ここでもやはり嚥下機能の低下から誤嚥性肺炎を起こして点滴治療が始まる。肺炎が再燃するたびにこの措置が繰り返され、そのたびに絶食となり食べることが困難になる。在宅では「最後まで食べたい」「点滴は希望しない」と本人や家族の意思を尊重することが可能であるが、入院を継続する限りそこでは治療が優先される。次に家族は持続点滴か胃ろう造設かの選択について意思決定を求められることになる。その後は治療が継続されるため、療養病院への転院など本人の意思が尊重されることは難しい。このように入院生活の長期化は認知症患者の尊厳を守ることを困難にする。

おわりに

　認知症高齢者にとって、終の棲家での最期は本人の人生そのものでもあるため、後悔のない幕引きができる場所になることが望ましい。自身ではそうした尊厳を守ることができないがゆえに、介護する者たち（家族・サービス提供者・医療従事者など）は、人の尊厳に対する意識や個々の倫理感を高くもち続けることが重要である。

新型コロナウイルス感染症に教えられた看護の原点への回帰

日本生命済生会 日本生命病院 診療看護師　**長瀬 亜岐**

はじめに

　2019年末より世界中に感染拡大した新型コロナウイルス感染症は、高齢者の致死率が高く、高齢者介護施設や病院においてクラスターが発生してこれまでに多くの命が失われた。あたりまえの生活があたりまえでなくなり、高齢者は平穏な生活が望まれるはずの人生の最終段階に大きな影響を受けている。緊急事態宣言の発令により外出を自粛せざるをえず活動量が減ったことで、身体機能が低下したり病院の受診を控えるなどの問題が生じた。

　認知症の高齢者を支える医療従事者や支援者も、自身が感染症に罹患する不安に加え、自分たちが健康を守るべき高齢者を感染させてしてしまうかもしれない恐怖心をもちながら、今も平時と変わらず支援を継続している。

　ここでは、そうしたコロナ禍でも「環境調整」「家族との面会」という看護の基本こそが重要であることを再確認させられた、いくつかの事例を紹介したい。

事例1：面会制限の中でも「話ができるうちに家族に会わせたい……」

　当初、COVID-19に罹患した患者に対して病院などの施設で隔離対策が行われた。筆者が勤務する病院でもある日、クラスターが発生した高齢者施設から80代・Aさんの入院要請があった。認知症のため徘徊するという情報を事前に得ていたが、入院してからのAさんはベッドで横になり好きなテレビ番組を観て穏やかに過ごしていた。

　しかし入院から数日後、状態が悪化してSpO₂の低下とともに酸素療法では対応できなくなり、ネーザルハイフロー療法[*1]が行われることになった。呼吸が苦しい状態にもかかわらず、Aさんは担当看護師に向かって「ありが

＊1：鼻腔から高流量の酸素を投与できる呼吸療法。加温・加湿機能により患者の鼻が痛くならないことが利点。従来の呼吸療法と異なりマスクを着用しないため、飲食や会話ができ治療による閉塞感を感じずに済む。

とう」という言葉を何度も繰り返してくれた。病状はさらに悪化し、次第に目の焦点が定まらなくなってくると担当看護師は「家族とお話をすることができるタイミングは今しかない……」と、その死期が迫っていることを意識せざるを得なくなった。

タブレット端末などを用いどうにかしてＡさんを家族と面会させてあげられないか、看護師と主治医の間で話し合いがもたれた。「家族が望むのであれば、感染するリスクを覚悟してでも面会することは可能ではないか」という意見があり、その旨を家族に説明すると「入所していた施設での面会もコロナのせいで制限されていたため、もう１年近く会えていません。ぜひ面会させてください」と同意された。

面会当日、家族にも看護師と同じ個人防護具を装着してもらい、レッドゾーンに案内しＡさんのいる病室で面会をしてもらった。わずかの時間ではあったが家族は緊張も相まってだろうか、終わったあと汗だくになっていた。「テレビであるタレントのご家族が、本人と骨になってからしか会えなかったと語っていましたが、私たちはこうして対面することができ本当によかったです。看護師さんたちがこんな格好で毎日ケアしてくれているのを知って、とにかく感謝しかありません」と、深く頭を下げられた。それから数日後、Ａさんは亡くなった。

家族は霊安室で、ビニールの納体袋に入ったＡさんと最期の面会をした。コロナ禍では火葬場にも付き添うことができないため、そこが最期のお別れの場になった。出棺したあと「先日、会わせていただいて本当にありがとうございました。会えて本当によかった。その後も毎日検温しており、みんな元気にしています」と、看護師に伝え帰っていった。

事例２　面会制限がある中で死を迎える場所を選択

病院受診を控える高齢者が多い中、老健施設に入所中の認知症高齢者・Ｂさんの妻から定期の外来受診を２カ月に１回から毎月に変更してほしいという要望があった。施設では面会制限があるので会えないが、病院の外来受診は家族の付き添いが原則である。つまり施設職員が病院の玄関まで送迎してくれればＢさんに会うことができるのである。妻は医師から、夫の残された予後は数カ月と説明を受けており、たった一人の家族である彼女にとって、いま一番の希望は二人でともに過ごせる時間をつくることであった。

その後、Ｂさんが誤嚥性肺炎を起こして入院した際には、主治医のはからいで短時間の面会が許可された。そして退院先を検討するにあたり、妻は元いた場所ではなく面会制限のない別の施設を希望した。コロナ禍となる以前はそこで最期を過ごすことを事前に相談し決めていたのだが、もはや本人と家

族が望む場所ではなくなってしまったのだ。再検討をすすめる中で、在宅ホスピスなら本人が環境に慣れるまでは個人防護具の装着を条件に家族の面会が許可されていることがわかった。Bさんの妻はもちろんそれを選択し夫と会える喜びを味わうことができた。入所後1週間が過ぎたころ、Bさんは亡くなった。

　Bさんの妻は「毎日通えてよかった。前日までスタッフの人たちにも機嫌のいい表情を見せていたそうですよ」と語ってくれた。

事例3　せん妄からの回復のきっかけは家族の声

　COVID-19が重症化すると人工呼吸器・ECMOによる呼吸管理が行われる。軽度認知症のある発病患者・Cさんは、病院到着後より人工呼吸器による集中治療を受け、そこから離脱するまで1カ月の期間を要した。集中治療室からコロナ病棟に移動となったときには目の焦点が合わず、起き上がったり寝たりを繰り返すせん妄状態だった。長期間ベッド上にいたCさんにはリハビリテーションが必要なのだが、理学療法士がコロナ病棟に入室できないため、主治医と看護師との間で今後の目標についてベッドサイド・カンファレンスが行われた。

　はじめに、本人が持参していたスマートフォンを利用して、主治医から家族にCさんが病棟を移動することになった旨を連絡してもらうことにした。看護師からも「Cさんは今は声が出せないけれど、ご家族の声を聞けば回復につながると思いますので、ぜひお話ししてください」と伝えた。その期待に応えるように、家族の声がスマートフォンから聞こえた瞬間、起きたり寝たりを繰り返していたCさんが動きを止めて懸命に耳を傾ける素振りを見せた。その後も短時間ではあるが座位保持ができたり、足浴の際には「気持ちいいですか？」の呼びかけにうなずく様子がみられた。

　看護師は、面会制限で会えない家族の励ましの声を毎日聞けるようにケアの計画を立てた結果、Cさんはせん妄から回復して、好きな音楽CDを聴けるようにまでなり、2週間後には一般病棟へ移動になった。

コロナ病棟に入院する認知症の患者さんはなぜ穏やかなのか？

　ある日、コロナ病棟で勤務する看護師が「ここに来る認知症の患者さんは、皆さん穏やかなんです。なぜでしょうね」と言った。その病棟では認知症の高齢者が、朝食時には病衣から私服に着替え、ソファーに腰掛けながらゆったりと食事を摂っている。確かにその看護師が言うように、呼吸状態が急激に悪化する可能性のある患者が複数いる緊張感に覆われたコロナ病棟とは思えない穏やかな空気が流れている。

当時、コロナ病棟では認知症の高齢者が多かった。看護チームは「歩いて来た患者さんは歩いて退院」を目標に掲げ、機能低下予防に目を向け生活リズムを崩さないような看護を実施していた。例えばデイサービスに通う人には塗り絵をしたり好きな音楽を聞いてもらったり、なるべくデイサービスにいるときと変わりない活動を促していたため、窓際にあるソファで笑いながら世間話をしている姿が普通だったのだ。自宅でシルバーカーに頼って歩行をしていた人は、病棟では歩行器を使い看護師と一緒に廊下を散歩している。急性期病棟とは異なるこうしたコロナ病棟の環境が、認知症の高齢者のリロケーション・ダメージを最小限にすることにつながっていたのだろう。

　その違いは具体的にどこにあるのだろうか。まず一つは、コロナ病棟が「静か」であること、そして看護師たちの声のトーンもゆったりとしていること、さらに入院環境というより生活の場であることを軸に看護が実践されていたことが挙げられるだろう。コロナ病棟といえばPPEを装着した看護師が疲弊している劣悪な職場がイメージされるかもしれない。しかし当院では防火扉を閉め空調を調整し湿度管理も行われるなど、個室でも充実した環境整備が行われている。もちろんハード面が整っていればよいということにはならない。最も重要なのはそこにいるスタッフたちがつくり出す人的環境であり、それこそが認知症高齢者が安心して穏やかに過ごせる大きな要因となっているのである。

　「いつもは業務に追われていたので、普通に看護ができて楽しいです」と、PPEを装着しながら笑顔で語るコロナ病棟の看護師の、そうした優しさ・穏やかさが認知症をもつ高齢者たちにもきっと伝わっていたのだろう。

おわりに

　パンデミックの中で就労環境が極端に悪化したため、やむを得ず離職せざるを得ない医療関係者がいる一方で、常に未来をポジティブに見据えて「視点を変え、今あること・できていることに目を向けて考える」「こんなときだからこそ看護の原点に回帰」と語る仲間の看護師の言葉から、コロナ禍であっても看護の核となるものが揺らぐことはないと改めて考えさせられた。

　これを書いている今も、未だ終息をみせず変異を続ける新型コロナウイルス。いつか「そんな時代もあったね」と話せる日がくることを祈りながら筆を擱きたい。

認知症 *plus* シリーズ・15

認知症 plus 終末期ケアとACP

10の事例から考える「その人らしい」最期の支え方

2021年12月25日　第1版第1刷発行　　　　　　　　　　　　　　〈検印省略〉
2022年　9月15日　第1版第2刷発行

編集●山川みやえ・繁信和恵・長瀬亜岐・竹屋泰

発行●株式会社 日本看護協会出版会

　　〒150-0001　東京都渋谷区神宮前5-8-2　日本看護協会ビル4階
　　〈注文・問合せ/書店窓口〉Tel / 0436-23-3271　Fax / 0436-23-3272
　　〈編集〉Tel / 03-5319-7171
　　https://www.jnapc.co.jp

デザイン●大野リサ

本文デザイン●認知症plus編集部

表紙カバーイラスト●コーチはじめ

印刷●株式会社 フクイン

ⓒ2021 Printed in Japan　ISBN 978-4-8180-2386-4